中国精神障碍防治指南丛书

老年期痴呆防治指南

主编单位　中华医学会
主　　编　张明园
副 主 编　于　欣　肖世富

北京大学医学出版社

LAONIANQI CHIDAI FANGZHI ZHINAN

图书在版编目（CIP）数据

老年期痴呆防治指南/张明园主编．—北京：北京大学医学出版社，2007.6

（中国精神障碍防治指南丛书）

ISBN 978-7-81116-261-5

Ⅰ．痴… Ⅱ．张… Ⅲ．痴呆－防治－指南 Ⅳ．R749.1-62

中国版本图书馆 CIP 数据核字（2007）第 050126 号

老年期痴呆防治指南

主　　编：张明园
出版发行：北京大学医学出版社（电话：010-82802230）
地　　址：（100191）北京市海淀区学院路 38 号　北京大学医学部院内
网　　址：http://www.pumpress.com.cn
E－mail：booksale@bjmu.edu.cn
印　　刷：北京东方圣雅印刷有限公司
经　　销：新华书店
责任编辑：李小云　　责任校对：金彤文　　责任印制：张京生
开　　本：850mm×1168mm　1/32　印张：4.5　字数：112 千字
版　　次：2007 年 6 月第 1 版　2012 年 3 月第 20 次印刷
书　　号：ISBN 978-7-81116-261-5
定　　价：11.50 元

版权所有，违者必究

（凡属质量问题请与本社发行部联系退换）

《中国精神障碍防治指南》编写委员会

名誉主任　沈渔邨
主　　任　张明园　舒　良
学术秘书　张鸿燕
委　　员　（以姓氏笔画为序）
　　　　　马　崔　王祖䜣　刘协和　严　俊　杨德森
　　　　　沈其杰　沈渔邨　张　立　张明园　陈远光
　　　　　陈彦方　周东丰　赵旭东　顾牛范　黄明生
　　　　　舒　良　蔡焯基

老年期痴呆防治指南

主　编　张明园
副主编　于　欣　肖世富
编　者　（以姓氏笔画为序）
　　　　于恩彦　马　辛　王华丽　王　瑛　严　俊
　　　　李海林　陈生弟　苗国栋　林建葵　昂秋青
　　　　盛建华　薛海波　魏　镜
顾　问　（按姓氏笔画为序）
　　　　王鲁宁　许贤豪　严和骎　杨德森　李舜伟
　　　　张振馨　陈彦方　邵福源　周东丰　钱采韵
　　　　高之旭　舒　良　蔡焯基

前　言

由卫生部疾病预防控制局、中国疾病预防控制中心精神卫生中心和中华医学会精神病学分会牵头，编写《中国精神障碍防治指南》（以下简称《指南》）。现已完成的是：精神分裂症、抑郁障碍、双相障碍、老年期痴呆和儿童注意缺陷多动障碍（ADHD）。它们是《中国精神卫生工作规划，（2002～2010年）》（以下简称《规划》）中规定的重点疾病。

精神分裂症及双相障碍（旧称躁狂抑郁症），无疑是目前我国精神科服务的重点，而且在今后一段时间内仍然是我国专科服务的重点病种。抑郁障碍，则包括一组以情绪低落为主要表现的精神疾病或精神障碍，患病率相当高，正在日益引起人们的重视。以上三类精神疾病，均被世界卫生组织列为造成主要劳动力年龄段（15～45岁）的十大主要致病病种。随着人口的老龄化，老年期痴呆将为今后一段时期中，致残率增长最快的精神障碍。ADHD（旧称多动症），则为儿童最常见的精神障碍。

本《指南》参考和借鉴了国内外最新研究成果和指导建议，国际精神药物治疗规程委员会（IPAP）以及美国哈佛医学院的专家也多次提出咨询建议。在格式方面则参照卫生部和高血压联盟制定的《中国高血压防治指南》（试行本）。

本《指南》的指导思想之一是：精神分裂症、抑郁障碍、双相障碍和ADHD的发生和发展，都是生物-心理-社会因素综合作用的结果，它们的防治必须采取生物-心理-社会的综合措施。合适的精神药物治疗对上述疾病有肯定的效果，但是不能忽视也不能偏废心理社会干预。老年期痴呆虽以生物学因素为主，但在干预方面，社会心理干预仍占重要地位。

本《指南》的另一指导思想是上述各类精神障碍，都呈慢性或慢性发作性过程，因而需要全病程防治。在病程的不同阶段，采用以人为本的不同措施。在《指南》的编写中，还考虑到我国的国情和现实的社会经济发展水平，特别是与我国情况相应的卫生经济学原则。

《指南》的读者主要是在第一线服务的精神卫生工作者，包括专科医师、通科医师、综合医院心理科医师、临床社工师以及精神卫生管理人员。

本《指南》的起草委员会，包括来自全国各省市的50余名精神科临床及精神卫生预防管理的专家。老年期痴呆部分，还邀请神经科和老年科专家，参与编写和审稿。

精神分裂症、抑郁障碍和双相障碍防治指南的试行本，于2003年9月推出。承全国同道在试行中，提出不少宝贵意见和建议，成为本《指南》修改和定稿的重要参考依据。实践是检验真理的唯一标准，我们竭诚期望大家在本《指南》的实施中，继续批评指正，使《指南》日臻完善。

张明园　舒　良
2006年9月

编写说明

本《指南》为《中国精神障碍防治指南》系列的第 4 本。至此,《中国精神卫生工作规划（2002～2010 年）》中规定的重点疾病的防治指南均已出齐。

关于全书的背景、意义、指导思想和编写原则等，已在总的《前言》中阐述，这里不再重复。以下就有关本《指南》编写作简要说明。

虽然在国际和国内的分类中，都把痴呆列为精神障碍，但在实际临床和防治工作中，将痴呆（特别是占绝大多数的阿尔茨海默病）患者列为服务对象的专科科别，至少涉及精神、神经和老年三科。本《指南》的编写和审读，组织了精神、神经和老年科的专家共同完成。

本《指南》的读者，除了第一线服务的精神卫生工作者，包括专科医师、临床社工师及精神卫生管理人员外；也包括为痴呆患者提供服务的神经科、老年科及其他各科医师。

还有一点需要说明，痴呆的防治，不仅涉及传统意义的卫生系统，例如，日益发展的社区养老和托老机构，其服务对象中有相当比例为痴呆患者；又如，由于老年人口迅速增加，居家养老的绝对数日益增多，其中也有不少痴呆患者。如何为他们提供高质量的规范化服务，尚需积累经验，不断总结。

张明园

2005 年 2 月

目 录

1 痴呆的概念 1
2 痴呆的流行病学及防治现状 3
   2.1 国外痴呆的流行病学 3
   2.2 我国痴呆的流行病学 4
   2.3 我国痴呆的防治现状 5
3 痴呆的危险因素及相关因素 7
   3.1 阿尔茨海默病的危险因素 7
   3.2 血管性痴呆的危险因素 9
   3.3 其他类型痴呆的危险因素 9
4 老年期痴呆的临床评估与诊断分类 11
   4.1 老年期痴呆的病因学分类 11
   4.2 老年期痴呆的临床表现 13
   4.3 老年期痴呆的诊断 19
   4.4 老年期痴呆的评估 22
5 痴呆的治疗 29
   5.1 治疗目标 29
   5.2 治疗原则 30
   5.3 提高认知功能的药物治疗 31
   5.4 精神与行为症状的治疗 45
   5.5 伴发的躯体疾病治疗 53
   5.6 特殊类型痴呆的治疗 55
6 痴呆患者的住院护理与居家照料 59
   6.1 全日制医院的住院护理 60
   6.2 日间医院住院护理 62
   6.3 居家照料 63
   6.4 改造居住环境设施 63

  6.5 建立社区相关支持体系 ·············· 64
  6.6 躯体健康保持 ······················· 64
  6.7 生活照料 ··························· 64
7 痴呆相关问题的处理 ······················· 65
  7.1 痴呆照料者的支持体系 ················ 65
  7.2 痴呆相关的法律问题 ·················· 66
  7.3 痴呆全程保健的多学科性 ·············· 68
8 痴呆的预防 ······························· 69
  8.1 预防的概念 ·························· 69
  8.2 预防的策略 ·························· 69
  8.3 预防的措施 ·························· 71
  8.4 预防效果的评估 ······················ 74
9 痴呆防治指南的推广和实施 ················· 75
  9.1 《中国精神卫生工作规划（2002～2010年）》
    中与痴呆防治有关的指标 ·············· 75
  9.2 加强卫生部门的主导作用，协调多部门
    参与精神疾病防治工作 ················ 76
  9.3 广泛开展《指南》宣传和培训，提高专业
    人员防治痴呆的业务水平和工作能力 ···· 77
  9.4 开展健康教育，提高痴呆防治知识知晓率 · 77
  9.5 多渠道筹集资金，共同促进《指南》推广 · 77
  9.6 加强《指南》实施的信息收集与评估，
    增强《指南》的指导性 ················ 78

附录 ······································· 79
  词汇表 ································· 79
  国际疾病分类第十版（ICD-10）分类：痴呆部分 · 80
  美国《精神障碍诊断统计手册第四版》（DSM-IV）分类：
    痴呆部分 ···························· 80
  痴呆综合征诊断步骤 ···················· 81
  国际疾病分类第十版（ICD-10）痴呆诊断标准 ···· 81
  ICD-10的AD诊断标准 ·················· 82
  DSM-IV的AD诊断标准 ·················· 83

CCMD-3 的 AD 诊断标准 ·· 83
NINCDS-ADRDA 的 AD 诊断标准 ······································ 85
ICD-10 的 VaD 诊断标准 ·· 86
DSM-IV 的 VaD 诊断标准 ··· 87
NINDS-AIREN 的 VaD 诊断标准 ······································· 87
画钟测验 ·· 89
总体衰退量表（GDS）·· 90
CDR 临床痴呆分级量表 ·· 92
痴呆患者规范化治疗程序 ··· 93
阿尔茨海默病保健原则的立场申明（美国老年精神科协会，2006）······
··· 93
关于改善亚洲痴呆患者生活质量的共识 ······························· 110
对亚洲痴呆患者的优质服务的共识 ······································ 116
参考文献 ··· 123

1 痴呆的概念

痴呆是指由于神经退行性变、脑血管病变、感染、外伤、肿瘤、营养代谢障碍等多种原因引起的，以认知功能缺损为主要临床表现的一组综合征，通常多见于老年人群。痴呆究其本质是一种慢性临床综合征，而不是特指一种疾病或神经病理过程。痴呆除表现有定向、记忆、学习、语言理解、思维等多种认知功能损害外，多数病人还表现有行为异常。认知功能缺损和行为异常终将导致病人的职业及社会生活功能下降或丧失。痴呆的患病率高，致残、致死率高；现已成为西方发达国家的第四位死因，仅次于心脏病、癌症和脑卒中。痴呆病程长，医疗和照料负担重，直接和间接医疗费用都很高。因此，痴呆是老龄化社会面临的重要卫生服务问题和社会经济负担问题，应该引起全社会的重视。

在痴呆中，最常见的类型是阿尔茨海默病（Alzheimer disease，AD），曾称老年期痴呆。现一般称 65 岁以前发病者为早发型 AD，65 岁以后发病者为晚发型 AD，有家族发病倾向的称家族性 AD，无家族发病倾向的称散发性 AD。

血管性痴呆（vascular dementia，VaD）是痴呆的第二大类型。VaD 曾被称为多发性梗死性痴呆（multi-infarct dementia，MID），在新的诊断分类系统中都已改称为 VaD。

根据病损部位和临床表现不同，痴呆有皮层性痴呆（cortical dementia）和皮层下痴呆（subcortical dementia）之分。皮层性痴呆以记忆障碍、失认、失用和失语等表现比较突出，而皮层下痴呆以思维、运动缓慢，人格和情感改变比较突出。经适当的治疗，痴呆的病损和症状能全部或大部分恢复称为可逆性痴呆（reversible dementia），否则称为不可逆性痴呆（irreversible dementia）。

本《指南》重点介绍 AD 的防治，兼顾其他痴呆的防治。

2 痴呆的流行病学及防治现状

随着时代的进步、科学技术的发展以及生活水平的提高，人的寿命普遍延长，老年人已成为当今社会越来越庞大的群体，痴呆的患病率也随之增加。有关痴呆的患病率和发病率的研究结果存在一定的差异，造成差异的原因，有可能是调查人群特点的不同，更有可能是方法学方面的差异所致。在痴呆中，AD 和 VaD 是最常见的两种类型，AD 占所有痴呆的 50%～70%，而 VaD 占所有痴呆的 10%～25%。

2.1 国外痴呆的流行病学

欧美地区有关痴呆流行病学研究较多，Copeland 等 1992 年报道了对利物浦 1070 名 65 岁及以上的社区人口进行的流行病学调查结果，痴呆的年发病率为 9.2‰，其中 AD 为 6.3‰，VaD 为 1.9‰。Andersen 等 1999 年报道了对丹麦某城市 3346 名 65 岁以上老年人的研究结果，痴呆的年发病率为 29.5‰，AD 为 20.9‰，而 80～84 岁年龄组年发病率为 82.2‰。最近一项国际共识研究认为，全球每 7 秒钟增加 1 个新发痴呆病例。Lobo 等 2000 年报道欧洲的一项调查结果显示，老年人群年龄标化的患病率为 6.4%，其中 AD 为 4.4%，VaD 为 1.6%。随着年龄的增长，AD 的患病率明显增加，而 VaD 患病率随年龄增加不明显。巴西 2002 年报道的痴呆患病率为 7.1%。古巴调查的患病率在 7.76%～14.96%之间，较其他地区偏高，提示痴呆患病率可能存在地区差异。在亚洲地区，Yamada 2001 年报道，日本 65 岁以上痴呆的患病率为 3.8%，其中 AD 为 2.1%，VaD 为

1.0%，其他类型痴呆为 0.7%，AD 女性患病率高于男性，而 VaD 两性之间无明显差异。Suh 2003 年报道韩国 1037 名年龄 65～94 岁老年人的调查，结果痴呆患病率为 6.8%，其中 AD 为 4.2%，VaD 为 2.4%，其他类型痴呆 0.2%。Ankri 等 2003 年综述了 Medline 上的 50 篇文章，发现 85 岁以上老年人的患病率介于 15%～40%之间。Hebert 2003 年估计 2000 年美国的 AD 患病人口为 450 万，其中年龄在 65～74 岁的病例仅占 7%，40%以上病例年龄为 85 岁或以上；其中轻度占 48%、中度占 31%、重度占 21%。

2.2 我国痴呆的流行病学

我国 20 世纪 80 年代各城市的调查研究认为，痴呆的患病率为 0.46%～1.80%，AD 的患病率为 0.07%～0.46%，明显低于国外报道，而且认为 VaD 患病率高于 AD。20 世纪 90 年代以后，随着国内学者对痴呆尤其是对 AD 认识的提高以及流行病学和痴呆诊断方法的完善，研究结果与国外研究相似。

张明园等 1990 年报道上海市 6634 名居民的流行病学调查分析，结果 65 岁及 65 岁以上痴呆的患病率为 4.61%，其中 AD 为 2.90%，VaD 为 1.26%，其他类型痴呆为 0.45%，AD 的患病率明显高于 VaD。该研究还发现随着年龄的增长，痴呆和 AD 的患病率逐年增加，85 岁以上老年人痴呆的患病率为 24.29%，而 AD 为 19.30%。张明园等 1998 等报道同一社区人群的 5 年随访研究结果，60 岁以上居民痴呆发病率为 0.92%，65 岁以上为 1.31%。此研究结果与西方及亚洲其他国家研究相仿。

张振馨等（2005）采用统一的诊断标准和调查程序在北京、上海、成都、西安 4 个主要城市对 55 岁及以上老年人进行痴呆患病率调查，结果表明，65 岁以上老年人 AD 患病率男性为 2.9%，女性 6.6%，总患病率为 4.8%。该结果提示，我国 AD

的患病率与西方国家资料接近。根据这一结果估计，我国现有AD患病人数约310万。该研究还发现，AD的病死率为14.4/100人年，低于VaD的18.3/100人年。和日本、英国和美国等国家的社区调查研究相似，我国痴呆的患病率随年龄增大呈上升趋势。至少在65～85岁的老人中，痴呆的患病率随年龄增大而增加，几乎是每增加5岁，其患病率就增加1倍。随着我国人口老龄化进程的加快、老龄人口的逐渐扩大，预测我国痴呆的患病人数将逐年增加。

2.3 我国痴呆的防治现状

我国目前痴呆的患病人数约占全世界痴呆患者的1/4。但与我国痴呆患病率较高形成鲜明对比的是，这些患者的就诊率非常低。据初步研究，患者即使去医院就诊，近半数（46%）的痴呆患者不在神经和精神科就诊，医生的神经心理检查的应用率低（15%），诊断符合率低（26.9%），反映我国医生对痴呆的认识不足。照料者带痴呆患者就诊的比例低，与痴呆知晓度和严重度相关。轻、中、重度痴呆的就诊比例1996～1997年分别为8.3%、13.5%和19.4%，1998～1999年分别为14.4%、25.6%和33.6%。这些照料者报告就诊时的诊断显示痴呆漏诊率为73.1%，服药治疗者仅为21.3%，服胆碱酯酶抑制剂治疗的比例仅为2%。与其他疾病一样，痴呆也必须早期治疗和干预。因此，唤起全社会对这一群体的重视，给予早期诊断、早期干预，已经是不容忽视的任务。

在我国，老年人的生活和健康问题一直受到政府和医疗卫生机构的重视。无论是民政部门创办和建立的养老院、福利院，还是医疗卫生机构中的老年科和老年精神科，近年都有了相当快的发展。在许多地方，还在社区中开展"托老"服务或"居家养老"服务。国家和地方科委、卫生部在"九五"和"十五"计划中，都专门立题立项对痴呆的基础和临床进行研究。但总体而言，社会大众对痴呆及其防治知识的知晓率还很低，痴呆患者的治疗率也很低，专业队伍和防治设施还跟不上需求的发展。调查显示，在我国每10万老年人口中，老年精神科医生仅有0.3人，可供使用的老年精神科床位不到3张，而住院患者中40%是痴呆患者。可见痴呆的防治仍然是任重而道远。

3 痴呆的危险因素及相关因素

3.1 阿尔茨海默病的危险因素

3.1.1 年龄
年龄是 AD 的重要危险因素。AD 的患病率随年龄增加几乎成倍增长，认知功能亦随年龄增加持续下降。流行病学资料表明，AD 的发病率至少在 85 岁以前随年龄增加而增加，几乎每 5 年增加 1 倍。

3.1.2 遗传
痴呆阳性家族史是 AD 公认的危险因素，提示遗传因素在 AD 的病因中起重要作用。目前已知某些早发性家族性 AD 病例是由特定基因突变引起的，如 21 号染色体上的 *APP* 基因突变或 14 号染色体 *PS1* 基因突变等。晚发病例约 30% 有痴呆家族史。国内外研究发现，载脂蛋白 E（APOE）ε4 等位基因增加 AD 的发病危险，APOEε2 等位基因则可能具有保护效应。APOEε4 被认为是 AD 的易感基因。

3.1.3 抑郁
抑郁情绪在伴有认知功能损害者中较常见，而这些人更可能在随访阶段发生 AD。Devanand 等（1996）报道抑郁情绪能增加 AD 发病的危险性。

3.1.4 文化程度
目前认为，文盲或低文化程度是 AD 发病率和患病率高的重要预测因素。在女性以及相对年轻者（如低于 85 岁）中低文化程度与 AD 的联系更强。作为痴呆的危险因素，低文化程度多指文盲以及受教育年限低于 6～8 年者。早期的文化教育可能通过增强大脑的功能性储备而延缓 AD 临床症状的发生。

3.1.5 头部外伤

头部创伤史与 AD 关系的研究缺乏肯定结论。Mortimer 等（1991）对 11 项病例对照研究的结果进行分析，发现头部创伤作为 AD 的危险因素，其相对危险度为 1.82。但是前瞻性鹿特丹研究却发现轻度头部创伤并非 AD 的主要危险因素（Mehta 等，1999）。

3.1.6 女性

女性 AD 的患病率高于男性（OR 约为 1.7），但因 AD 患病率与年龄密切相关，这种患病率的性别差异可能部分归于女性寿命较长以及痴呆发病后女性比男性存活时间更长。

3.1.7 血管性因素和相关疾病

近年来，一些流行病学研究提示，高血压可能也是 AD 发病的危险因素。瑞典哥德堡队列研究发现，AD 患者在发病前 9～15 年通常有较高的收缩压和舒张压，提示高血压能增加 AD 的发病危险。此外，有随访研究提示，高血胆固醇水平可能是 AD 的危险因素。少数研究报道动脉粥样硬化、心脑血管疾病、糖尿病可能也与 AD 的发生有关。

3.1.8 生活方式

吸烟、饮酒与 AD 发生之间的关系尚无定论。早期回顾性调查发现吸烟对 AD 的发生有一定保护作用，但最近一些回顾性研究未能证实。目前认为在人群总体水平上没有证据显示吸烟对痴呆和 AD 有保护作用。人群回顾性研究提示大量饮酒与痴呆及 AD 危险性增加有关，病例对照研究却多未发现饮酒与 AD 危险性有任何关联。我国 4 城市以人群为基础的病例-对照研究提示，饮茶、参加社会活动可能是 AD 的保护因素，重大不良生活事件可能是 AD 的危险因素。

3.1.9 其他因素

职业暴露（如工业溶剂、铅、杀虫剂、除草剂、油漆、电磁场等）与 AD 关联性的研究结果多不一致。流行病学研究涉及到的其他可能与 AD 有关的危险因素还包括铝、营养成分、血清维生素 B_{12} 和叶酸水平、母孕期年龄、甲状腺疾病等，但目前并无定论，尚待深入研究。

3.2 血管性痴呆的危险因素

最多见的与血管性痴呆（VaD）相关的脑卒中类型是腔隙性梗死。通常，VaD 和脑卒中两者的危险因素是相似的，主要包括年龄与血管性危险因素，如高血压、糖尿病、高血脂、男性、吸烟和心脏疾病。任何原因的脑卒中都可能引起 VaD，但脑卒中亚型、脑梗死的总面积和功能性脑组织损失程度以及脑血管病变位置，可能是 VaD 的主要决定因素。此外，流行病学研究还发现多种可能与 VaD 有关的危险因素，如 A 型性格、居住在农村地区、生活在养老机构、抑郁、APOE ε4 等位基因、女性高血压、职业暴露（如杀虫剂或肥料），以及全身麻醉等，但均无定论。

3.3 其他类型痴呆的危险因素

3.3.1 路易体痴呆的危险因素

有关路易体痴呆（dementia of Lewy body，DLB）危险因素

的研究报道不多。散在研究发现，DLB 可能与 AD 具有相似的遗传危险因素，如 APOE ε4 等位基因或许是 DLB 认知功能下降更快的重要预测因素。基因分析则提示，某种可能为帕金森病的易感基因与 DLB 的相关，这种基因突变（CYP 2D6-debrisoquine 4-羟化酶突变子 B 等位基因）与细胞色素 P450 代谢有关。

3.3.2 帕金森病所致痴呆的危险因素

目前有关帕金森病（Parkinson's disease，PD）所致痴呆的危险因素尚无定论。多元 logistic 回归分析发现，与 PD 所致痴呆显著相关的预测因素有：受教育水平偏低（低于中学毕业）(OR 2.1)、运动障碍的严重程度（OR 6.34）以及 PD 发生于 60 岁以后（OR 4.12）。将环境因素和遗传因素共同考虑，则发现基因-毒素之间的相互作用可看作 PD 所致痴呆的危险因素，如职业暴露（杀虫剂）与 CYP 2D6 29B＋等位基因携带状况。此外，个别研究报道雌激素受体基因可能也是 PD 所致痴呆的易感基因。

3.3.3 克雅病的危险因素

克雅病（Creutzfeldt-Jakob disease，CJD）是一种可传播性海绵状脑病，现已分离出遗传性和医源性两种形式，但大多数 CJD 病例仍为散发性，病因未明。朊蛋白（prion）基因第 129 个编码子的 MM 纯合子被公认为遗传性 CJD 的危险因素。尽管存在一些经输血或使用白蛋白制品而感染 CJD 的病例报道，但经输血等途径感染 CJD 的危险仍需进一步评价。欧盟的一项协作研究发现，CJD 病例具有家族聚集性，却并未发现具有手术史或输血史的个体罹患 CJD 的危险增高，也未发现 CJD 发生危险增高与食用牛羊肉、奶酪或牛奶相关联。

4 老年期痴呆的临床评估与诊断分类

4.1 老年期痴呆的病因学分类

4.1.1 变性病所致痴呆
1. 阿尔茨海默病
2. 额颞叶痴呆
3. 路易体痴呆
4. 帕金森病性痴呆
5. 亨廷顿病性痴呆

4.1.2 血管性疾病所致痴呆
1. 缺血性血管病所致痴呆
(1) 多发梗死性痴呆
(2) 关键部位脑梗死性痴呆
(3) 大面积梗死性痴呆
(4) 皮质下动脉硬化性白质脑病
2. 出血性血管病所致痴呆
(1) 蛛网膜下腔出血所致痴呆
(2) 亚急性慢性硬膜下血肿所致痴呆
3. 淀粉样变性脑血管病

4.1.3 颅脑外伤性痴呆

4.1.4 感染相关性疾病所致痴呆
1. 多发性硬化性痴呆

2. 人类免疫缺陷病毒病（HIV）性痴呆
3. 克雅病性痴呆
4. 特异或非特异性感染所致痴呆
5. 神经梅毒性痴呆
6. 进行性多灶性白质脑病

4.1.5　物质中毒所致痴呆
1. 酒精中毒性痴呆
2. 一氧化碳中毒性痴呆
3. 重金属中毒性痴呆
4. 有机溶剂中毒性痴呆
5. 其他物质所致痴呆

4.1.6　颅脑肿瘤性痴呆

4.1.7　代谢障碍性痴呆
1. 甲状腺功能减退性痴呆
2. 皮质醇增多症性痴呆
3. 维生素 B_{12} 缺乏性痴呆
4. 叶酸缺乏性痴呆
5. 硫胺缺乏性痴呆
6. 烟酸缺乏性痴呆
7. 脑缺氧性痴呆

4.1.8　其他原因
1. 正常压力脑积水性痴呆
2. 癫痫性痴呆
3. 系统性疾病所致痴呆

4.2 老年期痴呆的临床表现

4.2.1 痴呆综合征的临床表现（ABC 症状）

4.2.1.1 认知功能减退（cognition）

（1）记忆障碍：常为痴呆早期的突出症状。最初主要累及近期记忆，记忆保存困难和学习新知识困难。表现为好忘事，刚用过的东西随手即忘，日常用品丢三落四。刚说过的话或做过的事转眼即忘，吃饭不久又要求进餐，不能记住新近接触的人名或地名，反复说同样的话或问同样的问题。东西常放错或丢失，购物忘记付款或多次付款。凡事需别人提醒或依赖"备忘录"，常忘记赴重要约会。随着病程进展，远期记忆也受损，不能回忆自己的工作和生活经历。严重时连家中有几口人，自己的姓名、年龄和职业都不能准确回忆。为了弥补记忆方面的缺损，有的病人以虚构或错构来填充记忆的空白。

（2）视空间障碍：也是痴呆较早出现的症状之一，表现为在熟悉的环境中迷路，找不到自己的家门，甚至在自己家中走错房间或找不到厕所。在简单绘图试验时，病人不能准确临摹立方体图，也常不能临摹简单的图形。

（3）抽象思维障碍：痴呆病人的理解、推理、判断、概括和计算等认知功能受损。首先是计算困难，不能进行复杂运算，甚至两位数以内的加减运算也不能完成。病人逐渐出现思维迟钝缓慢，抽象思维能力下降，不能区分事物的异同，不能进行分析归纳。看不懂小说和电影等，听不懂他人谈话。不能完成或胜任已熟悉的工作和技术，最后完全丧失生活能力。

（4）语言障碍：语言改变是大脑皮层功能障碍较敏感的指标，语言障碍的特殊模式有助于本病的诊断。在痴呆患者，最早的语言异常是自发言语空洞，找词困难，用词不当，赘述，不得要领，不能列出同类物品的名称。也可出现阅读困难，继之命名不能。在命名测验中对少见物品的命名能力首先丧失，随后对常见物品命名亦困难。之后出现感觉性失语，不能进行交谈，可有重复言语、模仿言语、刻板言语。最后病人仅能发出不可理解的声音，或者缄默不语。

（5）失认症：痴呆患者的失认症状以面容认识不能最常见，患者不能根据面容辨别人物，不认识自己的亲属和朋友，甚至丧失对自己的辨认能力。

（6）失用症：痴呆的失用表现为不能正确地作出连续的复杂动作，如做刷牙动作。穿衣时将里外、前后、左右顺序穿错。进食不会使用筷勺，常用手抓食或用嘴舔食。

（7）人格改变：最初的人格改变表现为主动性不足，活动减少，孤独，对新环境难以适应，自私，对周围环境兴趣减少，对人缺乏热情。以后兴趣越来越窄，对人冷淡，甚至对亲人漠不关心，不负责任，情绪不稳，易激惹，因小事而暴怒，训斥或骂人，言语粗俗，殴打家人等。进而缺乏羞耻及伦理感，行为不顾社会规范，不修边幅，不讲卫生，拾捡破烂，乱取他人之物据为己有，争吃抢喝。可表现本能活动亢进，当众裸体，甚至出现性行为异常等。

4.2.1.2 生活能力（activities of daily living）下降：痴呆患者由于记忆、判断、思维等能力的衰退而造成日常生活能力明显下降，逐渐需要他人照顾，对他人的依赖性不断增强。最初患者可能表现为不能独立理财、购物；逐渐地，可能无法完成既已熟悉的活动，如洗衣、下厨、穿衣等；严重者个人生活完全不能自理。

4.2.1.3 精神与行为症状（behavioral and psychological symptoms of dementia, BPSD）：包括幻觉、妄想、错认、抑郁、类躁狂、激越、无目的漫游、徘徊、躯体和言语性攻击、喊叫、随地大小便及睡眠障碍等。BPSD 的许多症状是以认知症状为基础的，如被窃妄想多见于记忆力障碍时。同样，因人物定向障碍，不认识家人或配偶，而认为他们是骗子，是冒名顶替者。有些症状继发于人格改变，如表现退缩、古怪、纠缠他人、藏匿及破坏行为等。睡眠障碍颇为常见，病人表现睡眠倒错。夜间不睡，到处乱走，或做些无目的动作，白天则精神萎靡、瞌睡。

4.2.2 AD 的临床特点

AD 多数起病于 65 岁以后，女性多于男性。本病起病隐袭，进展缓慢。临床表现为持续进行性的记忆、语言、视空间障碍及人格改变等。轻度的近事遗忘和性格改变是本病的早期症状，随后理解、判断、计算等智能活动全面下降，导致不能工作或操持家务，生活不能自理，口齿不清、语言混乱。一般经 5～10 年发展为严重痴呆，直至终日卧床不起，最后常因褥疮、骨折、肺炎等并发症或重要脏器功能衰竭而死亡。

早期无神经系统定位症状和体征。抽搐发作和其他不自主运动可见于疾病晚期，并有锥体系和锥体外系症状和体征，包括震颤、肌强直和肢体屈曲等。也可出现强握、吸吮等原始反射。

按 AD 的临床过程大致可分为 3 个阶段：

第一阶段（1～3 年）：为轻度痴呆期。表现为记忆减退，近事遗忘突出；判断能力下降，病人不能对事件进行分析、思考、判断，难以处理复杂的问题；不能独立进行购物、处理经济事务等，社交困难；尽管仍能做些已熟悉的日常工作，但对新的事物却表现出茫然难解；情感淡漠，偶尔激惹，常有多疑；时间定向障碍，对所处的场所和人物不能作出定向，对所处地理位置定向困难，复杂结构视空能力差；言语词汇少，命名困难；运动系统正常；EEG 检查正常；头颅 CT 检查正常，MRI 显示海马萎缩；PET/SPECT 显示两侧后顶叶代谢低下。

第二阶段（2～10 年）：为中度痴呆期。表现为远、近记忆严重受损；简单结构视空间能力差，时间、地点定向障碍；在处理问题、辨别事物的相似点和差异点方面有严重损害；不能独立进行室外活动，穿衣、个人卫生以及保持个人仪表方面需要帮助；计算不能；出现流畅性失语、观念运动性失用和失认及其他认知缺陷症状；情感由淡漠变为急躁不安，常走动不停，可见尿失禁；EEG 显示背景节律缓慢；头颅 CT/MRI 显示脑室扩大，脑沟增宽；PET/SPECT 显示双顶和额叶代谢低下。

第三阶段（8～12 年）：重度痴呆期，为全面痴呆状态和运动系统障碍。记忆力严重丧失，仅存片段的记忆；智力严重衰退；个人生活不能自理，大小便失禁。运动系统障碍包括肢体强直和屈曲体位。EEG 显示弥漫性慢波；头颅 CT/MRI 显示脑室扩大，脑沟增宽；PET/SPECT 显示双顶和额叶代谢低下。

4.2.3 VaD 的临床特点

VaD 的发病年龄常常在 50～60 岁间。临床表现形式常与脑血管病损部位、大小及次数有关，主要分为两大类，一是痴呆症状，二是血管病脑损害的局灶性症状。VaD 起病急缓不一，有的病人在一次或多次卒中发作后起病，而有些病人却没有明显的卒中发作。VaD 多为阶梯式发展，一次一次叠加，直至出现全面痴呆。

VaD 是老年期痴呆的第二大原因，痴呆出现前有高血压、动脉粥样硬化等脑血管病高危因素及卒中史。常呈急性起病，整个病程呈阶梯样进展，有局灶性神经系统阳性体征，脑 CT 或 MRI 显示有脑血管性病灶；痴呆发生于脑血管病后 3 个月内，并且症状持续 6 个月以上。临床上约有 10%～15% 的 VaD 与 AD 并存，使鉴别诊断有一定困难。

VaD 的临床表现主要包括局限性神经系统的症状体征和痴呆综合征。

痴呆综合征：VaD 患者虽然出现记忆障碍，但在相当长的时间内，自知力保持良好，知道自己易忘事情，常备有备忘录；

早期病人人际交往和处理事物的礼仪、习惯均保持良好状态，人格保持良好，此期被称为局限性痴呆；情感症状，包括情绪低落或不稳定症状，较 AD 多见；病情进展呈波动式或阶梯式。至晚期，则与 AD 的重度痴呆表现并无区别。随着智能障碍加重，病人在行为及人格方面也逐渐发生相应的改变，生活不能自理，不知饥饱，不知冷暖，外出走失，大小便不能自理，不认识亲人，达到全面痴呆。

局限性神经系统症状及体征：VaD 急性或亚急性起病者常常为关键部位或大面积的病损引起。局限性神经系统症状及体征为脑血管病继发或后遗的脑损害神经症状和体征。由于脑血管受损的部位不同，可出现不同的症状和体征。位于左大脑半球皮层的病变，可能有失语、失用、失读、失写、失算等症状；位于右大脑半球的皮层病变，可能有视空间障碍；前动脉闭塞累及额叶时，出现淡漠、木僵、意志缺乏、自言自语；大脑中动脉梗塞，可出现意识混乱、失语；后动脉缺血颞枕叶损害时可有幻觉、妄想、偏盲；小血管疾病引起的皮层下痴呆，表现为精神运动性迟缓、人格改变、情绪不稳定及违拗等各种行为症状；丘脑损害有时症状较复杂，可有遗忘、淡漠、轻瘫、共济失调、多动等。

4.2.4 其他类型痴呆的临床特点

1. 额颞叶痴呆：临床表现与 AD 相似，易被误诊为 AD，但本病早期额叶症状较为明显，行为异常在明显的记忆损害之前即出现。而 AD 早期主要表现为颞顶叶症状。本病的脑萎缩以前半球明显，而后半球不明显，呈"刀切"样萎缩外观，不同于 AD 的弥漫性脑萎缩。

2. 帕金森病痴呆：该病中晚期可合并痴呆，但早期主要表现为肌强直、运动减少和静止性震颤等锥体外系症状。而 AD 早期主要表现为痴呆，至晚期可有锥体外系症状。

3. 路易体痴呆：认知损害呈波动性，较早出现幻觉等精神症状，伴有明显的锥体外系症状。病理检查示皮层弥漫性 Lewy 小体，可见老年斑，神经原纤维缠结少见。

4. 进行性核上性麻痹：有锥体外系症状，类似于帕金森病，伴双眼球上视、下视受限，约 2/3 本病患者伴有痴呆。

5. 亨廷顿病：发病年龄较 AD 早，常中年起病，临床上以不自主舞蹈样动作为主要表现。数年后出现智能衰退，少数患者智能衰退与舞蹈样动作同时出现或发生于舞蹈样动作之前。影像学检查显示大脑皮质和尾状核萎缩，以尾状核头部更甚。常有家族史，为常染色体显性遗传病。

6. 正常颅压脑积水：典型症状为痴呆、尿失禁和双下肢步态不稳。多数患者原因不明，部分患者可有蛛网膜下腔出血、脑膜炎等病史。临床上痴呆进展快，颅压正常。脑 CT 或 MRI 示脑室明显扩大，而皮层无明显萎缩，可与 AD 鉴别。

4.2.5 轻度认知损害（mild cognitive impairment, MCI)

1997 年，Petersen 等最初定义 MCI 为主诉有记忆损害，并且有与年龄不符的记忆损害证据，总体认知功能正常，日常生活能力正常。1999 年又完善为与年龄、受教育程度不符的认知损害，但达不到痴呆标准。MCI 是介于正常衰老和痴呆之间的一种认知功能损害状态，Petersen 等估计每年有大约 10%～15% 的 MCI 患者发展成 AD，而健康老年人这种几率只有 1%～2%。神经病理学提示，最终进展为 AD 的 MCI 患者，在临床痴呆症状并不明显时，就已经存在类似于 AD 的脑神经病理改变。目前临床上较多使用的是 Petersen 等 1999 年提出的诊断标准：①有记忆障碍的主诉，最好有知情者证实；②可查出与年龄和教育程度不相符的客观记忆损害；③总体认知功能基本正常；④日常生活能力大致正常；⑤不够痴呆诊断标准。由于 MCI 描述的是介于正常老化和痴呆之间的一种认知障碍过渡阶段，因此存在一定的异质性。1999 年芝加哥召开的研讨会上达成共识，建议根据认知损害和临床转归的类型而把 MCI 分为各种亚型：第一种是遗忘型 MCI（amnestic MCI），即上述 Petersen 诊断标准所描述的情况，以记忆损害为主，其他认知领域相对保持完整，这种类型的 MCI 主要结局是发展成 AD；第二种是多领域 MCI（multiple-domain MCI），多个认知领域的轻度损害（不一定包括记忆），严重程度不足以构成痴呆，这种类型 MCI 可能进展成 AD，也可能进展成血管性痴呆或是正常老化的一部分。第三种类型是单个非记忆领域 MCI（single non-memory domain MCI），指患者有除记忆以外单个认知领域的损害，如单纯语言障碍或单纯注意/执行功能障碍，其他认知技能保存，对日常生活能力的损害不足以构成痴呆，这种类型将来可能进展成额颞叶痴呆、路易小体痴呆、原发性进行性失语、AD 等。

4.3 老年期痴呆的诊断

4.3.1 临床诊断程序（见附录）

中老年患者主诉有健忘、记忆力减退，家属或照料者提供患者有记忆力减退、智能活动减退、精神异常等病史时，应引起重视。

4.3.1.1 病史采集

要尽可能详尽地了解患者认知功能、生活能力以及行为方面的表现。

4.3.1.2 躯体与神经系统检查

必须对患者进行全面的躯体与神经系统检查，观察病人有无神经系统阳性体征，如偏瘫、偏身感觉障碍、共济失调、异常步态等。

4.3.1.3 认知功能检查

可以采用恰当的认知功能测查工具，如采用简易智力状态检查（MMSE）以检测有无一般认知功能障碍；日常生活能力量表（ADL）以评定患者的日常生活功能。也可通过画钟试验，了解患者有无认知障碍的可能（参见附录）。

上述量表检查主要筛查有无痴呆，诊断需结合临床，根据下述的痴呆诊断标准。

4.3.1.4 辅助检查

（1）实验室检查：AD患者的血常规、尿常规、肝功能、肾功能、血糖、电解质、甲状腺功能、叶酸、维生素B_{12}、HIV检测一般正常；脑脊液常规检查也正常，或仅有轻度蛋白增高，但tau蛋白可能明显增高，检测APOE基因携带类型有助于AD的诊断。

（2）电生理检查：AD早期脑电图常无明显变化，或仅有波幅降低和α节律减慢，至中晚期主要表现为双侧大脑半球对称性广泛的慢波。脑诱发电位，尤其是事件相关电位P300潜伏期可延长。

（3）影像学检查：①脑CT、MRI：早期CT、MRI检查可能正常，但随着病情进展，可出现弥漫性脑萎缩，脑室扩大，脑沟、脑池增宽，MRI优于CT，可测量海马体积及海马结构与整个脑体积比值，能早期发现海马萎缩。如CT、MRI检查发现有脑血管性病灶、脱髓鞘病灶、占位性病灶、脑积水等异常改变，不支持AD诊断。②其他如SPECT、PET、MRS、fMRI等检查也可用于AD的辅助检查，并可作为鉴别AD和VaD的辅助手段。

4.3.1.5 痴呆的诊断标准

临床常用的痴呆诊断标准为世界卫生组织的《国际疾病分类》第10版（ICD-10，WHO，1992）和美国精神病学会（APA）的精神障碍诊断和统计手册（DSM-IV，1994）中制定的痴呆诊断标准。（见附录）

4.3.2 痴呆综合征的鉴别诊断

4.3.2.1 谵妄

主要表现为意识清晰度下降、睡眠节律紊乱、注意力不集中、定向障碍、自知力受损害，常因错觉、幻觉而表现出惊慌、害怕或兴奋躁动，大多呈急性起病，病情呈晨轻夜重波动，持续数小时至数天不等，少数可持续一个月以上。而 AD 主要表现为认知功能进行性衰退，早期无意识障碍，可助鉴别。

4.3.2.2 年龄相关记忆减退症

为大脑生理性衰老的表现。主要为对部分事件的遗忘，其记忆力减退有局限性和稳定性的特点，除此之外智能无明显影响，无社会活动障碍。

4.3.2.3 抑郁症

记忆力减退前有情感障碍史，症状常有昼夜波动，有自知力，没有失语、失用、失认等症状。通过鼓励或提示后记忆测验成绩可提高，经有效的抗抑郁治疗后，记忆障碍也同时好转。

4.3.3 不同类型痴呆的诊断

本指南主要介绍 AD 和 VaD 的诊断标准。

4.3.3.1 AD 的诊断标准

目前对 AD 的诊断仍属临床诊断，尚无肯定、有效的生物学检测标志，确诊有赖于脑组织的病理学检查（包括脑活检或尸检）。为提高临床诊断的可靠性，国内外先后建立几个较为公认的 AD 诊断标准：世界卫生组织的国际疾病分类第 10 版（ICD-10，WHO，1992）、美国精神病学会（APA）的精神障碍诊断和统计手册（DSM-IV，1994）、美国国立神经病学及语言障碍和卒中研究所－阿尔茨海默病和相关疾病协会（NINCDS-ADRDA，1984）以及中华医学会的中国精神障碍分类与诊断标准（CCMD-3）的 AD 诊断标准（见附录）。

4.3.3.2 VaD 的诊断标准

VaD 是老年期痴呆的第二大类型。根据病史、神经系统体检及辅助检查（包括神经心理检查），如果考虑存在痴呆，临床上常参照 ICD-10、DSM-IV、NINDS-AIREN 的 VaD 的诊断标准以进一步明确是否为 VaD（见附录）。

Hachinski 缺血指数量表（HIS）有助于 VaD 和 AD 的鉴别，HIS≥7 分为 VaD，HIS≤4 为 AD，HIS 介于两者之间为混合性痴呆。

4.4 老年期痴呆的评估

神经心理测验在老年期痴呆的筛选、诊断以及疗效评价等方面均具有重要作用，简便易行、省时、易于推广，具有规范化、数量化的特点，有利于资料的交流和比较，对于临床工作和科研都是很有力的工具。但是，神经心理测验只侧重于痴呆的某一方面或某几方面，不能反映智能的全貌。神经心理测验虽然是诊断的重要参考资料，但不能代替临床医师的思维和判断，不能取代临床诊断。

4.4.1 认知功能评估工具

4.4.1.1 用于筛查的工具或量表

简易的神经心理测验在临床上用得很多，主要用于筛查。常用的有如下几种：

（1）简易智力状态检查（Mini-Mental State Examination, MMSE）（Folstein，1975）：MMSE 是最具影响的认知功能筛查工具，在国内外被广泛使用。其检测痴呆的敏感性多在 80%～90%，特异性为 70%～80%。它具有敏感性强，操作容易的优点。MMSE 信度良好，联合检查 ICC 为 0.99，相隔 48～72 小时的重测法，ICC＝0.91。MMSE 具有相当高的平行效度。与 Blessed 痴呆量表，长谷川痴呆量表，日常生活功能量表，Pfeffer 功能活动调查表的相关系数分别为 0.86，0.87，－0.41，－0.54（P 均＜0.001）。

我国迄今尚无统一的采用 MMSE 区分正常与认知障碍的分

界标准（低于分界值考虑认知障碍），北京医科大学精神卫生研究所（1989）将正常范围定为文盲组≤14分，非文盲组≤19分；上海精神卫生中心（1990）定为文盲组≤17，小学组≤20，初中及以上组≤24分；北京协和医院（1999）定为文盲≤19分，小学组≤22分，初中组≤26分；北京市协作研究组（2005）定为文盲组≤24分，文化组（初小及以上）≤26分。可见，随着社会文化进步及受教育机会增多，MMSE分界值亦有提高趋势。李大强等（2001）对前三种分界标准在AD筛查中的应用价值进行评估，报告北京协和医院（1999）标准更敏感，AD检出率为93.6%，对AD早期识别有较大意义。

但是，MMSE也存在一定缺点：①受教育程度影响大，高教育程度的老人可能会出现假阴性，低教育水平的老人可能会出现假阳性，对轻度认知功能障碍的检出不敏感；②记忆力检查如命名测验过于简单；③受语言影响大，操方言者可能会出现假阴性；④语言项目占绝大部分，非语言部分项目少；⑤对认知功能的变化不敏感。

(2) 痴呆简易筛查量表（Breif Screening Scale for Dementia, BSSD）（张明园，1987）：该量表吸取了MMSE、Blessed痴呆量表（BDS, Blessed, 1968）和长谷川痴呆量表的优点，操作简便，易于掌握。该量表依据我国国情，吸收了目前国际上较有影响的痴呆量表的优点，易于掌握，操作简便，可接受性高，是一个更为有效，更适合国情的痴呆筛查量表。BSSD有30个项目，包括常识/图片理解4项，短时记忆3项，语言（命令）理解3项，计算/注意3项，地点定向5项，时间定向4项，即刻记忆3项，物体命名3项。BSSD评分方法简便，每题答对得1分，答错0分，总分为30分。检查只需时5~10分钟。各教育程度BSSD总分的分界值为：文盲组16/17分，小学组19/20分，中学或以上组22/23分。按以上分界值，BSSD在痴呆诊断中的敏感性为90%，特异性85.1%。

(3) 长谷川痴呆量表（Hasegawa Dementia Scale，HDS）（长谷川和夫，1974）：于 20 世纪 80 年代初引入我国，曾在 WHO 讲习班中介绍，因其操作方便，中日两国文化背景相仿，因而在我国使用较多。它评分简单，不受文化程度影响，敏感性和特异性较高，是筛选 AD 的较理想的工具。HDS 共 11 题，内容有定向 2 题，记忆 4 题，常识 2 题，计算 1 题，数字铭记 1 题，物体命名回忆 1 题。答题的得分为 0～4 分不等，总分范围 0～32.5 分。HDS 日本常模规定总分＜10 分为痴呆，10～21.5 分为可疑痴呆。上海的划分值为文盲组＜16 分，小学组＜20 分，中学或以上组＜24 分。用此标准，在痴呆诊断中的敏感性为 91.7%，特异性达 83.7%。

(4) 画钟测验（Clock Drawing Test，CDT）：为检测结构性失用的单项检查，对顶叶和额叶损害敏感，常用于筛查视空间觉和视构造觉的功能障碍；还可以反映语言理解、短时记忆、数字理解、执行能力。CDT 在门诊非常实用，受文化背景、教育程度影响小。但是单独应用它进行痴呆筛查时效度偏低。Brodaty 和 Moore（1997）研究发现，在 28 名 AD 病人中，只有 20 名 MMSE 得分低于 24 分，但 CDT 发现 24 名病人认知功能有缺损，CDT 从正常人中检出 AD 病人的敏感性是 86%，特异性是 96%。Schramm 等（2002）研究显示 CDT 检出痴呆的敏感性为 81%，特异性为 79%。CDT 评分降低、评定者怀疑有痴呆时，必须做进一步的检查（如 MMSE）。具体方法见附录。

(5) 常识-记忆-注意测验（Information-memory-concentration Test，IMCT）：又名 Blessed 痴呆量表，由 Blessed 等于 1968 年编制，是一种常用的筛查认知功能缺损的短小工具。主要检查近记忆、远记忆和注意力，这些能力常在痴呆早期即受累，测验敏感度较好。经改良的中文版共 25 项，涉及常识、定向、记忆、注意。其中 10 项与 MMSE 完全一样。社区老年人群对 IMCT 各题的正确应答率为 22.0%～99.4%，量表内部一致性良好。

IMCT 与 MMSE 和长谷川痴呆量表的平行效度良好（$r=0.86$，0.66，$P<0.001$）。按错误数计分法划分界值，文盲组 17/18 分，小学组 13/14 分，中学以上组 8/9 分。按正确数计分法划分界值，文盲组 12/13 分，小学组 14/15 分，中学以上组 16/17 分。以此诊断痴呆敏感性 83.0%，特异性 75.0%。

4.4.1.2 用于疗效评估的神经心理测验

（1）美国 Alzheimer 病注册登记联盟（CERAD）全套神经心理测验：20 世纪 80 年代后期制定，用于 AD 的诊断，有常模数据。由以下项目组成：①言语流畅性测验；②Boston 命名测验；③词语学习；④结构测验；⑤Shipley-Hartford 单词表；⑥词语配对联想学习测验；⑦Nelson 成人阅读测验（用于评估病前智力功能）；⑧连线测验 A 与 B；⑨手指敲击测验；⑩画钟测验。该套测验较详尽地评估全部的认知功能领域，国外有很多有关此套评定工具的研究论文。国内尚未见到有人使用。

（2）世界卫生组织成套认知功能评估工具（WHO/BCAI）：WHO/BCAI 的构成：①听觉词汇学习测验：测查近记忆、听觉和学习能力；②分类测验：测查视觉及推理能力；③注销测验：测查注意力、手眼协调能力；④语言测验：发音、命名、词汇流畅、命名回忆、小标记。测查语言功能，确定有无失语；⑤运动测验：测查运动功能；⑥视觉辨认功能测验：功能联系、语义联系、视觉再认、视觉推理。测查概括、推理和分析能力；⑦听觉词汇学习及延迟回忆测验：测查记忆力；⑧结构测验：测查空间结构能力；⑨数字连线测验：测查空间知觉、眼手协调、思维灵活性等。特点：专门针对老年人编制，难度适中。国内薛海波等已完成中国常模的制定工作。经临床应用，其诊断 AD 的敏感性为 85.71%，特异性为 92.82%。

（3）阿尔茨海默病评定量表认知分量表（ADAS-cog）：由 Rosen 等修订，用于评估 AD 的认知功能，既可协助诊断，又可评价疾病的进展。ADAS-cog（1994）含 12 个项目：①单词回忆测验；②物品和手指命名；③执行命令；④画图；⑤习惯性动作的完成；⑥定向；⑦单词再认测验；⑧对试验指令的记忆；⑨语言；⑩语言理解；⑪找词；⑫注意力。它最早在治疗痴呆的药物临床试验中作为评价病情进展与药物疗效的工具，目前主要用于痴呆药物疗效的评估。国内王华丽等引进并进行了修订，已形成我国中老年人的常模。

（4）严重损害评定工具（Severe Impairment Battery，SIB）：由 Saxton 等在 1990 发表，用于测评认知（注意力、定向力、语言、记忆力、视空间觉和视构造觉）和行为特征。用于中重度痴呆患者（MMSE<15）。该量表重测信度 0.87，测试者之间信度为 0.99，能有效区分 MMSE 0~5 分与 6~11 分组，不能区分 6~11 分、12~17 分和 17 分以上组。可用于药物疗效评价，也可作为痴呆患者长期随访的评定工具。

4.4.1.3　痴呆的分级评估

（1）总体衰退量表（Global Deteriorate Scale，GDS）：由 Reisberg 于 1982 年编制，主要根据患者的认知功能、临床表现来进行分级。可以评估痴呆患者认知功能所处的阶段，给照料者一个总体印象，对痴呆病人的治疗、护理有参考意义。它分为 7 个不同的阶段：1~3 是痴呆前阶段，4~7 痴呆阶段。从 5 阶段开始，患者就需人照顾。（见附录）

（2）临床痴呆量表（Clinical Dementia Rating，CDR）：由华盛顿大学心理系的 Morris 编制。用标准化和可信的方式，对痴呆病人认知功能损害的严重程度进行临床分级。适用于阿尔茨海默病或其他痴呆。采用临床半定式访谈病人和知情者来获得信息，评估被试者 6 个认知领域的表现：记忆、定向、判断和解决问题、社区事务、家庭生活和爱好、个人料理情况。（见附录）

4.4.2　精神行为症状的评定

评定痴呆精神与行为症状的量表有上百种之多，这里主要介绍 3 种。

（1）阿尔茨海默病病理行为评分表（Behavioral pathology in Alzheimer's disease rating scale，BEHAVE-AD）：是由 Reisberg 等 1987 年制定的，用于评定痴呆病人非认知行为障碍。编制时借鉴了 BPRS（简明精神病评定量表）、HAMD（Hamilton 抑郁量表）的内容。该量表能比较全面地、有效地评定痴呆病人的行为和精神症状（BPSD），目前在国际上已被广泛采用。国内进行了中文版本的信度和效度研究，重测信度为 0.96，与 BPRS 相比的平行效度为 0.475。

（2）神经精神科问卷（Neuropsychiatric Inventory，NPI）：由 Jeffrey Cummings 等于 1994 年制定，用于评定痴呆患者常见的 10 种精神与行为症状：妄想、幻觉、抑郁、焦虑、情感淡漠、易激惹、脱抑制、欣快、激越和运动行为异常。该问卷还对两项植物神经症状进行评定，即睡眠/夜间行为与食欲/进食改变。通过与知情人进行访谈，对上述症状的发生频率（1-4）与严重程度（1-3）进行评分，总分为各项行为频率与严重程度评分乘积之和。

（3）加利福尼亚痴呆行为问卷（The California Dementia Behavior Questionnaire，CDBQ）：由 Victoroff 主持制定，是一个照料者评定的量表，能全面评价痴呆病人的行为障碍。整个量表有 81 个条目，其中 62 项按症状持续时间评分，19 项按症状严重程度评定，评定病人近一个月来的行为表现。按症状持续时间评分，分 5 级（0＝没有，1＝很少，2＝每周出现，3＝每天出现，4＝经常出现）。按症状严重度评分条目，共分 4 级（0＝没有，1＝轻，2＝中，3＝重）。含 3 个分量表：抑郁分量表，共 27 个条目；精神病性症状分量表，有 19 个条目；激越分量表，共有 20 个条目。国内对其中文版本进行了信度和效度研究，内部一致性为 0.7863~0.8932，与 BPRS 的平行效度为 0.36。

4.4.3 日常生活能力评定

(1) 日常生活能力量表（Activities of Daily Living，ADL）的种类甚多，迄今，已有几十种版本。ADL 主要用于早期痴呆病人的筛查和晚期痴呆病人的行为评定，制订护理和康复方案及评定药物疗效和康复训练效果的重要参考指标。Lawton 等 1969 年制定的 6 项躯体自理量表（Physical Self-Maintenance Scale，PSMS）：上厕所、进食、穿衣、梳洗、行走和洗澡，及 8 项工具性日常生活活动能力量表（Instrumental Activities of Daily Living Scale，IADL）：打电话、购物、备餐、做家务、洗衣、使用交通工具、服药和理财使用最广。该量表评分分 4 级：①自己完全可以做；②有些困难但仍可自己完成；③需要帮助；④根本没办法做，完全需要代理。总分范围 14～56 分，以 2 项或以上功能丧失（4 分），或总分超过 20 分为分界值，其在痴呆诊断中的敏感性为 82.5%，特异性为 89.1%。

(2) 社会活动功能量表（Functional Activities Questionnaire，FAQ）：由知情者完成，对患者完成每日日常活动的体力状况、心理状况、社会角色功能的完成情况等进行评估。FAQ 评分为 4 级评分（0～3 分），总分 0～30 分。分值＞9 分就提示存在社会活动功能障碍。

5 痴呆的治疗

5.1 治疗目标

痴呆的治疗主要包括药物治疗和心理/社会行为治疗。
治疗的共同目标为：
1. 改善认知功能；
2. 延缓或阻止痴呆的进展；
3. 抑制和逆转痴呆早期部分关键性病理过程；
4. 提高患者的日常生活能力和改善生活质量；
5. 减少并发症，延长生存期；
6. 减少看护者的照料负担。

药物治疗旨在改善认知缺损的促认知药治疗，也包括针对精神行为症状的药物治疗，目的是改善痴呆的认知及功能缺损和精神行为症状。

心理/社会行为治疗的目的是最大程度地保留患者的功能水平，并确保患者及其家人在应对痴呆这一棘手问题时的安全性和减少照料负担。广义心理治疗的具体任务包括：与患者及其家人建立和保持适当的治疗关系；进行诊断性评估，及时制订个体化治疗方案；精神状况评估和监测，根据病情发展及时调整治疗策略；安全评估和干预，包括对患者的自杀行为及暴力倾向的评估和处理；对患者和家属的疾病知识教育；建议患者及家属向相关机构寻求帮助，包括可提供日常照料、经济和法律方面的相关机构。

狭义心理/社会行为治疗是针对某个或某类具体的行为、情感或认知症状而实施的治疗，目的是尽可能地提高生存质量和保留功能水平。主要包括：行为治疗、情感治疗、认知治疗、激活治疗等。具体的心理治疗方法可参阅有关专著。

5.2 治疗原则

痴呆患者的临床症状涉及认知缺损、精神行为紊乱等多个方面，因此，对于痴呆患者的治疗，应遵循个体化和多方位的原则。

1. 全面评估临床症状和疾病状况，据此选择可行和合适的干预方法。对每一位痴呆患者而言，第一步是对其疾病和临床症状作全面的评估，然后选择可行和合适的干预方法，包括各种药物治疗和心理/社会行为干预。

2. 在各类治疗方法并用的情况下，如症状持续存在或又出现新的症状，建议每次仅对一类治疗方法作出变动，以便及时评估上述变动的效果，并在实施过程中定期随访疗效。

3. 痴呆常常是一个进展性的过程，在每一治疗阶段，医生需密切关注日后可能出现的症状，同时帮助患者及其家属对这些可能出现的症状有所了解，并对患者日后可能需要获得的照料有所准备。

4. 治疗方案应根据患者疾病所处的阶段和呈现的特定症状来决定，并应根据病情的进展而不断调整，以解决不断产生的新问题。针对不同严重程度痴呆患者的不同特点，各阶段在确定治疗方法和制订治疗目标时，应有所侧重。

5. 为严重程度不同的痴呆患者选择不同的治疗重点。轻度痴呆患者治疗方案的重心是帮助患者及家属尽快了解疾病的相关知识和消除病耻感；识别患者已缺损和尚保留的功能并提供应对这些问题的专业建议；告知照料者他们可能获得所需支持和帮助的机构及社会团体；积极进行药物治疗以改善认知缺损症状；同时密切关注和及时治疗可能伴发的抑郁症状。对中度痴呆患者，以加强看护，防止意外和积极进行促认知药物治疗为重点，同时需及时识别和治疗伴发的精神行为症状；对重度痴呆患者则以加强生活照料和提高生活质量为重点。

6. 老年人和痴呆患者药物治疗中的特别注意点：由于老年人的肾脏清除率和肝脏代谢功能下降，用药时应从低剂量开始，小剂量加药，且适当延长加量间期。老年患者患有其他躯体疾病和使用多种药物的可能性较其他人群高，因此医生需对其躯体疾病情况和所使用的各类药物的交互作用有较全面的了解，因为后者可能会进一步影响药物的结合、代谢和排泄。此外，一些药物的不良反应可能在老年患者中的表现更为突出，使用中应特别谨慎。抗胆碱能不良反应在患有心血管疾病、前列腺和膀胱疾病及其他躯体疾病的老年患者中，将表现得更为严重，患者对此的耐受性也将下降。这类药物有时还会加重痴呆患者的认知缺损，并可导致意识模糊，甚至谵妄。由于老年人的血管张力下降，加上较有可能服用导致体位性低血压的药物，则跌倒及跌倒所致受伤的可能性会增加。引起中枢镇静的药物可能会影响认知功能，增加跌倒的风险，使患者由于呼吸抑制而发生睡眠呼吸暂停的机会增加。患AD和帕金森病的老年人，对锥体外系不良反应的易感性较高。

总而言之，老年患者的用药必须十分慎重，原则上应尽量避免多药合用。然而，由于痴呆患者常出现多种行为症状和躯体症状，因此不能够仅通过某一种药物得到改善，而需要合并使用多种药物，这就要求医生权衡利弊，慎重选择。

5.3 提高认知功能的药物治疗

促认知药（cognitive enhancer），亦称益智药，是指治疗痴呆患者认知功能损害症状的药物，用以改善患者的认知功能或延缓认知功能的衰减。其主要作用机制为增强酶的活性及改善脑组织代谢，或改变痴呆的病理过程，或加强神经递质的合成和代谢以恢复大脑功能及信息传递，或改善脑血流供应及脑细胞对氧、葡萄糖等的利用，从而减少致病因子对脑的损害，使受损脑组织的功能恢复。

促认知药有很多种类。目前认为对AD有确切疗效的药物是胆碱酯酶抑制剂，这类药是治疗 AD 的首选药。还有一些药物可能对提高痴呆病人的认知功能有一定疗效，并已应用于临床，如脑血管扩张剂、钙离子通道拮抗剂、脑代谢赋活剂、抗氧化剂等。以下几类促认知药将不作介绍：①临床实践中已被证明疗效不理想，如乙酰胆碱（ACh）前体类药物胆碱和卵磷脂；②虽有疗效，但因不良反应严重而不被使用，如他可林；③可能对治疗轻、中度 AD 有一定疗效，但长期使用会产生较为严重的不良反应，还不能常规应用于临床，如抗炎药（包括非甾体类抗炎药和糖皮质激素）和雌激素；④正在研发中的药物。如乙酰胆碱能受体激动剂、改变淀粉样沉积过程的药物等。

绝大多数痴呆均为脑器质性疾病所引起，尤其是 AD 和 VaD。从病理组织学观点来看，痴呆早期脑细胞处于细胞内亚结构的改变，如果及时治疗，可以阻止细胞结构的进一步恶化。而痴呆晚期，病变的脑细胞处于不可逆的死亡状态，则失去治疗的机会。临床治疗实践表明，早期痴呆患者比晚期痴呆患者疗效好。因此，对于痴呆病人应早期诊断和早期治疗。

由于痴呆往往是多种复杂因素引起的疾病过程的一部分，因此联合用药可能会取得较好的疗效。就 AD 而言，其神经元退变是神经元生长因子减少、信号传导途径障碍、神经递质减少、神经毒性物质清除障碍等多种原因交织在一起的病变，所以数种作用于不同靶点的药物可能比单一作用靶点的效果理想。

促认知药作用一般比较轻微，效果也逐渐出现，常常需要 2～4 周开始见效，8～12 周达到高峰，因此需经过足够疗程（一般为 3～6 个月）后才能评定其疗效。

5.3.1 促认知药的分类

按促认知药的药理作用可分为作用于神经递质的药物、脑血管扩张剂、促脑代谢药等类，各类之间的作用又互有交叉。现列表如下：

表 5-1 促认知药

分类	中文通用名（商品名）	曾用名或其他名	国外通用名（商品名）	日剂量（mg）
作用于神经递质的药物				
乙酰胆碱前体	氯化胆碱		choline chloride	3000～5000
	卵磷脂		lecithin	25～100
胆碱酯酶抑制剂	多奈哌齐		donepezil (Aricept)	5～10
	重酒石酸卡巴拉汀		rivastigmine (Exelon)	6～12
	加兰他敏	尼瓦林	galantamine	15～45
	石杉碱甲		Huperzine A	0.4～0.6
	四氢氨吖啶		tetrahydroaminocaridine THA, (Tacrine)	120～160
谷氨酸受体拮抗剂	盐酸美金刚		memantine HCl (Ebixa)	10～20
抗氧化剂				
	司来吉兰，司立吉林		selegiline HCl (Deprenyl)	5～10
脑血管扩张剂				
烟酸类	烟酰胺		nicotinamide	150～300
	烟酸肌醇酯		inositol nicotinate	600～1200

续表

分类	中文通用名 (商品名)	曾用名或 其他名	国外通用名 (商品名)	日剂量 (mg)
罂粟碱样	环扁桃酯		cyclandelate	400~900
	桂利嗪	氟桂嗪	cinnarizine (Cinnipirine)	75~150
	罂粟碱	帕帕非林	papaverine	90~180
α受体拮抗剂	妥拉唑林		tolazoline	60~120
	氟桂利嗪	米他兰, 西比林	flunarizine (Sibelium)	5~10
钙通道拮抗剂	尼莫地平	尼膜同, 尼莫通	nimodipine	60~180
脑代谢赋活剂				
麦角碱衍生物	双氢麦角碱		dihydroergotoxine (Hydergine) (Ischelium)	3~6
	舒脑宁			2.5~5
	尼麦角林	脑通	Nicergoline (Sermion)	20~60
γ氨酪酸衍生物	吡拉西坦, 吡乙酰氨		piracetam (Nootropil)	1200~4800
	茴拉西坦,阿尼西坦	三乐喜	aniracetam	300~600

续表

分类	中文通用名 (商品名)	曾用名或 其他名	国外通用名 (商品名)	日剂量 (mg)
	奥拉西坦		oxiracetan	400~1200
	甲氯芬酯		meclofenoxate	600~800
维生素 B_6 衍生物	吡硫醇		Pyrithioxine (Neuroxine)	300~600
长春花衍生物	长春胺		vincamine	15~60
抗缺氧类药	都可喜		(Duxaril, Duxil)	1~2 片
神经肽	精氨酸加压素		DDAVP	30~180μg
	脑活素		cerebrolysin	10~30ml
	爱维治		Actovegin	10~50ml 或 1200mg
其他	胞二磷胆碱		citicoline, cytidine, diphosphate (Nicholine)	100~1000
	银杏叶提取物		gingko biloba	120~160

5.3.2 胆碱酯酶抑制剂（ChEI）

中枢胆碱能系统与学习、记忆密切相关，乙酰胆碱（ACh）是与学习记忆有密切关系的神经递质。胆碱能神经元的变性是造成痴呆的重要病理因素。研究证实，作用于中枢的抗胆碱能制剂可引起认知功能损害；中枢胆碱能系统功能缺损所导致的学习和记忆功能缺损可因服用拟胆碱能制剂而改善。胆碱能类药的促认知作用主要通过以下3条途径来实现：通过给予乙酰胆碱前体直接增加可利用的乙酰胆碱浓度；通过胆碱酯酶抑制剂以阻断乙酰胆碱降解，从而间接增加乙酰胆碱浓度；通过突触后受体激动剂激活突触后胆碱能受体。由于第一条途径的代表药氯化胆碱和卵磷脂疗效不理想，而第三条途径的药物还在研发之中，故这里仅介绍ChEI。

ChEI是目前AD最主要的治疗药物。这类药抑制胆碱酯酶活性，减少乙酰胆碱降解。但由于各种药物对胆碱酯酶的抑制机制不同，对丁酰胆碱酯酶的亲和程度不同，因而各有不同的特性。

（1）多奈哌齐

【药理作用】通过竞争和非竞争性混合机制抑制乙酰胆碱酯酶，从而提高脑内的细胞外乙酰胆碱浓度。疗效为剂量依赖性。

【药动学】半衰期长，约70小时。血浆蛋白结合率高（92.6%），2周后达稳态血浓度。

【适应证】轻中度AD。

【用法】起始剂量为2.5～5mg/d，每天一次，睡前口服；4至8周增至10mg/d，此为最大推荐剂量。服药后出现严重失眠的病人可改为晨服。

【制剂】片剂：5mg，10mg。

【不良反应】主要有恶心、呕吐、腹泻、头晕、失眠、肌肉痉挛、疲乏等。

（2）重酒石酸卡巴拉汀

【药理作用】属氨基甲酸类。同时抑制乙酰胆碱酯酶和丁酰胆碱酯酶。该药对胆碱酯酶的作用为假性不可逆性，即虽然与不可逆性抑制剂一样同胆碱酯酶结合，但能够被胆碱酯酶所代谢。

【药动学】半衰期为10小时，比真正的不可逆性抑制剂短许多。活性时间与胆碱酯酶的再生时间一致，为2~4周。药物的生物利用度为40%，达峰时间为0.5~2小时。与血浆蛋白的结合率是40%。药物不通过肝脏代谢，因此不会发生药物间的交互作用。

【适应证】轻中度AD。

【用法】起始剂量是1.5mg，每天2次。如果能够耐受，在至少2周之后可以将剂量增加至3mg，每天2次；同样，可以逐渐加量至4.5mg，每天2次；最大剂量6mg，每天2次。如果漏服或多服，可能会出现不良反应。当出现不良反应时，可考虑减量至前一能够耐受的剂量。

【制剂】胶囊：1.5mg、3mg、4.5mg。

【不良反应】主要的不良反应是恶心、呕吐、腹泻、眩晕、头痛等。胃肠道不适的发生率与剂量有关。

(3) 石杉碱甲

【药理作用】是从石杉科植物千层塔提取的一种生物碱。本药是选择性作用于脑部的可逆性AChEI，其作用特点是对真性AChE有选择性抑制作用。易通过血脑屏障进入脑部，并具有中枢及外周的治疗作用。

【适应证】良性记忆障碍，痴呆患者和脑器质性病变引起的记忆障碍。

【用法】口服：3~5片，每天2次。常用剂量0.4mg/d。

【制剂】片剂：0.05mg。

【不良反应】常见有口干、嗜睡、胃肠道反应、视力模糊等。

(4) 加兰他敏

【药理作用】是石蒜科植物中所含的生物碱，为可逆性的胆碱酯酶抑制剂。此外，它还能改善神经肌肉间的传递。

【药动学】口服迅速吸收，2小时后血浆浓度达峰值。生物利用度65%，半衰期为5.6小时。易进入脑组织。

【适应证】AD，重症肌无力，进行性肌营养不良症。

【用法】口服剂量每次5~15mg，一天3次。

【制剂】片剂：5mg。

【不良反应】过量或过敏时，偶有出现流涎、心动过缓、眩晕等。

5.3.3 谷氨酸受体拮抗剂

谷氨酸能系统与学习和记忆有关。动物试验显示，兴奋谷氨酸能递质系统可导致神经元兴奋性中毒死亡，形成类似AD病理的老年斑和神经纤维缠结。因此，阻断谷氨酸受体对神经元具有保护作用。

盐酸美金刚

【药理作用】是一种中度亲和性、非竞争性的N-甲基-D-天门冬氨酸（NMDA）受体拮抗剂，可阻断突触间谷氨酸盐水平升高引起的NMDA受体的病理活性，预防由此导致的神经元功能障碍。但不阻断生理活性，因此能恢复生理水平下的谷氨酸能神经元传递。另外，它还可直接激动多巴胺受体，促进多巴胺释放。

【药动学】口服吸收良好，能自由通过血脑屏障，3~8小时血浆浓度达峰值。半衰期为60~100小时。主要经肾脏清除。不会损害或诱导CYP450酶系统，药物间相互作用小。

【适应证】中重度AD，震颤麻痹综合征。

【用法】推荐剂量是10~20mg/d，20mg/d最为理想，分2次服用。

【制剂】片剂：10mg。

【不良反应】常见有头晕、头痛、疲劳、幻觉、妄想。发生率低的不良反应有焦虑、肌张力增加、呕吐、膀胱炎、性欲增加。

5.3.4 抗氧化剂

神经细胞膜含有大量易被氧化的多聚不饱和脂肪酸。在衰老过程中，脑组织物质和能量代谢异常可导致大量自由基产生，而自由基可损害线粒体。研究发现线粒体损伤是导致 AD 的重要因素，这可能和线粒体参与细胞的能量代谢有关。在体外试验中还发现，β淀粉样蛋白（Aβ）可诱导培养的神经细胞生成过氧化氢，造成细胞损伤；沉积在 AD 病人脑中的 Aβ 通过对血管的氧化性损伤可导致神经元变性。抗氧化剂和自由基清除剂能保护神经细胞免受 Aβ 的神经毒作用。国际上用于 AD 治疗的这类药主要有维生素 E 和司来吉兰（Selegiline）。就维生素 E 而言，国外治疗 AD 的剂量为 200～3000IU/d，其制作工艺不同于国内，且国内生产的维生素 E 尚未进行治疗 AD 的临床研究，故此处不予详细描述。

司来吉兰

【药理作用】它是一种选择性 B 型单胺氧化酶抑制剂，具有神经保护作用，长期服用可降低自由基和其他神经毒素的浓度。

【药动学】口服吸收迅速，易通过血脑屏障。口服后 1 小时达血清峰浓度，半衰期平均为 40 小时。

【适应证】帕金森病。

【用法】治疗痴呆的剂量为 5～10mg/d，早上一次口服。

【制剂】片剂：5 mg，10 mg。

【不良反应】主要有恶心、呕吐、精神症状、幻觉、兴奋、体位性低血压。禁止与 5-HT 再摄取抑制剂（SSRIs）、三环类抗抑郁剂、度冷丁、阿片类药合用。

5.3.5 脑血管扩张剂

这类药具松弛小动脉血管壁平滑肌作用，促使血管舒张和增加脑部血流，改善脑组织的供血供氧。目前临床上已经用于改善脑血液循环的药物大致可分 4 类：①烟碱类制剂，常用的有烟酰醇（Nicotinamide）和烟酸肌醇酯；②罂粟碱样作用的药物，包括环扁桃酯、肉桂苯哌嗪和罂粟碱；③β 受体兴奋剂，有硫酸丁酚胺（Bamethan），苯氧丙酚胺（Isoxsuprine）和苄苯酚胺（Nylidria）；④α 受体抑制剂，包括喜得镇和妥拉苏林（Tolazoline）。迄今尚未完全证明现有作用于脑血管的药物对 AD 和 VaD 有可靠的疗效。尽管如此，脑血管扩张剂仍作为一类合法的治疗药物，长期在临床上用于治疗某些脑血流减少的脑缺血性疾病，对 VaD 可能有一定的疗效。脑益嗪为代表药。

肉桂苯哌嗪

【药理作用】属二苯基胺化合物，类似罂粟碱直接作用于血管平滑肌而使血管扩张，增加脑血流量，改善脑循环。

【药动学】口服 3～7 小时血药浓度达峰值，半衰期为 3～24 小时。

【适应证】用于脑血栓形成、脑动脉硬化、脑出血恢复期、脑外伤后遗症等。

【用法】口服 75～150mg/d，分 2～3 次服。

【制剂】片剂：25mg；胶囊：25mg。

【不良反应】偶见嗜睡、胃肠道不适、皮疹等不良反应。

5.3.6 钙离子拮抗剂

有日益增多的证据提示过度的钙内流是大脑皮质细胞死亡的一个可能机制，特别在胆碱能缺损的老人往往有钙的代谢改变，在 AD 也有证据提示钙的自身稳定性发生改变。尼莫地平系代表药。

尼莫地平

【药理作用】为双氢吡啶类钙离子拮抗剂，能有效调节细胞内钙离子浓度。脂溶性，易透过血脑屏障作用于脑血管。有较强选择扩张脑血管作用，在不影响外周血流量和血压的剂量下，能增加脑血流量，减少脑缺血性损害。

【药动学】口服吸收快，达峰时间为 1 小时，半衰期约 2 小时，肾功能衰竭时半衰期可长达 22 小时。血浆蛋白结合率 98% 以上，脑脊液浓度约相当于周围血浓度的 10%。

【适应证】主要用于脑血管疾患，适用于缺血性脑血管病、偏头痛、高血压病、突发性耳聋、蛛网膜下腔出血所致的脑血管痉挛。

【用法】口服每次 20～60mg，每天 3 次。

【制剂】片剂：10 mg，20mg，30 mg。

【不良反应】不良反应轻微，偶见胃肠道不适、口干、一过性头晕和皮肤发红、发痒。脑水肿及颅内压增高者慎用。尽可能避免与其他钙离子拮抗剂或 β 受体阻滞剂并用。

5.3.7 脑代谢赋活药物

此类药主要是促进脑皮质细胞对氨基酸、磷脂及葡萄糖的利用，从而起到增强记忆力，增强患者反应性和兴奋性，改善和消除精神症状作用，故又称为中枢神经系统功能改善剂。适用于 AD、VaD 和其他类型痴呆。

5.3.7.1 麦角碱衍生物

（1）双氢麦角碱

【药理作用】为 3 种麦角碱双氢衍生物的等量混合物，有较强的 α 受体阻断作用。能改善脑神经元对葡萄糖的利用。可与多种生物胺受体结合，产生部分或完全的激动或拮抗，改善老年人脑内神经递质传递功能。改善脑血流循环，使缺血动物脑皮质毛细血管扩张，血流增加，脑的氧利用增加 10%。

【药动学】口服易吸收，达峰时间为 0.6～1.3 小时，半衰期为 2.6～5.1 小时。因肝脏首过作用，进入体循环不足药量的 50%。

【适应证】用于急性缺血和出血性脑病、卒中后遗症、脑功能衰退状态，预防偏头痛和血管性头痛。

【用法】口服 1～2mg 每次，一天 2～3 次。

【制剂】片剂：1 mg，1.5 mg。

【不良反应】不良反应少，个别患者可发生暂时性胃部不适（如恶心）、烦躁不安、窦性心动过速、直立性低血压等。严重动脉硬化、心脏器质性损害、肾功能障碍及低血压患者禁用。

（2）尼麦角林

【药理作用】为半合成麦角生物碱，是脑血管循环代谢改善剂。能加强脑细胞的新陈代谢，增加氧和葡萄糖的利用，促进神经递质多巴胺的转换，从而改善记忆功能。还具有抑制血小板聚集作用，能防止血栓、栓塞的形成，阻止血管病变的产生和加重。

【药动学】口服迅速吸收，一般于 1.5～2 小时内达血药浓度高峰。主要在肝脏代谢失活。

【适应证】主要用于急性和慢性血管性或代谢性脑供血不足所产生的症状。

【用法】口服 10～20mg/次，一天 3 次。

【制剂】胶囊：10mg。

【不良反应】少数人有心慌、出汗、颜面潮红、恶心和失眠等反应。

5.3.7.2 γ氨酪酸衍生物

（1）吡拉西坦

【药理作用】能激活、保护脑神经元，改善各种类型脑缺氧及理化因素造成的脑损伤。改善微循环和红细胞柔韧性，抑制血小板凝集等。

【药动学】口服易吸收，达峰时间 30～40 min，半衰期为 4～6 小时。本品可透过血脑屏障。在体内不发生降解和生物转化，服药后 20～30 小时原药 94％～98％ 从尿排出。

【适应证】用于脑动脉硬化及脑血管意外所致的记忆和思维功能减退,轻中度老年期痴呆。

【用法】口服每次 0.4～1.6g,每天 3 次。静脉滴注:每次 4～5g,1 次/天,以 5％葡萄糖或 0.9％氯化钠注射液稀释至 250ml。

【制剂】每片:400mg。胶囊:200mg。注射剂:1g/5ml,4g/20ml。

【不良反应】偶有口干、食欲不振、便秘、睡眠不佳等,停药后即可消失。肝肾功能不良者禁用。

(2) 茴拉西坦

【药理作用】为吡咯环酮类化合物,对谷氨酸有关受体功能有上调作用,尤其对左旋谷氨酸受体有特异作用。能改善脑功能,增强记忆效能。

【药动学】口服吸收后,血中达峰时间为 25～32min,半衰期为 30～40min。

【适应证】脑供血不足、认知损害、脑梗塞后抑郁和焦虑。

【用法】口服,每次 0.2g,每天 3 次。根据病情和用药后反应,可酌情增减。

【制剂】胶囊剂:100 mg。

【不良反应】偶见口干、鼻塞、嗜睡、便秘。肝肾功能严重障碍者禁用。

5.3.7.3 维生素 B_6 衍生物

(1) 吡硫醇

【药理作用】其化学结构为 2 个维生素 B_6 分子以-S-S 键相联,可增强颈动脉血流量,促进脑内葡萄糖及氨基酸的代谢,改善全身的同化作用。并有促进脑生物电作用,可使注意力集中,记忆力提高。

【适应证】用于多种脑功能障碍,如脑炎、中毒、脑外伤和脑血管意外等的后遗症。

【用法】口服 0.1~0.2g，一天 3 次。

【制剂】片剂：0.1g。

【不良反应】可有恶心、皮疹。偶有兴奋失眠，但停药即可消失。

5.3.8 抗缺氧类药

都可喜

【药理作用】是一种由阿米三嗪和阿吗碱组成的复方制剂，为抗缺氧药，通过阿米三嗪提高肺泡-毛细血管交换系统的效率来提高肺部血液带氧量，从而增加动脉氧分压和动脉血氧饱和度，提高脑组织中的氧浓度。阿吗碱具有改善微循环作用，可使阿米三嗪提高血氧浓度的作用增强而持久。

【药动学】口服后其组成成分之一阿吗碱达峰时间为 1~2 小时，半衰期为 7~15 小时。阿米三嗪达峰时间约 3 小时，半衰期为 40~80 小时。蛋白结合率在 99% 以上。

【适应证】大脑功能减退、脑血管意外后遗症、脑震荡后综合征等。

【用法】口服早晚各 1 片，餐时服较宜，维持量每天 1 片。

【制剂】片剂：含阿吗碱 10mg，烯丙哌三嗪 30mg。

【不良反应】少见，长期服用如出现体重下降、下肢感觉异常，应予以停药。偶见恶心、胃胀、胃痛、睡眠障碍、激动、焦虑及心悸等。严禁与 MAOI 并用。

5.3.9 神经肽

脑活素

【药理作用】是一种从猪大脑中提取的多种氨基酸混合物的水溶液，含有游离氨基酸（85%）和分子量在 10 000 以下的低分子多肽，可直接通过血-脑屏障。对神经递质的作用非常复杂，可增强胆碱酯酶活性，增加腺苷酸环化酶活性，向脑细胞直接提供所需要的适当氨基酸顺序的肽,增加大脑活动所需要的葡萄糖的供应。

【适应证】临床上用于脑出血、脑卒中、脑动脉硬化及脑萎缩等引起的慢性脑功能不全、注意力不集中、记忆障碍、脑震荡或脑挫伤后遗症等。

【用法】常用静脉滴注,每次10~30ml,用250ml生理盐水稀释慢滴,于1~2小时滴完。1次/天,连用8~10天。

【制剂】溶液:1ml、5ml、10ml。

【不良反应】偶有过敏、恶心、寒战。严重肾功能障碍者慎用。

5.3.10 其他

银杏叶提取物

【药理作用】是银杏叶提取物,含黄烷酮苷22%~27%,萜类(银杏内酯、白果内酯)6%。药理作用为:①增加对脑缺氧的耐受性;②抑制外伤和毒物所致脑水肿的发展;③降低视网膜水肿和损害;④抑制老年性胆碱能和肾上腺能受体的减少,增加海马区胆碱的重吸收;⑤改善脑循环,从而改善脑的记忆和学习能力;⑥抑制血小板激活因子,从而发挥神经保护作用。

【适应证】用于治疗冠心病,大脑功能退化及脑血管病引起的脑功能障碍、记忆力衰退等,可试用于哮喘、老年期痴呆等。

【用法】口服,一次1~2片,一天3次。

【制剂】片剂:每片40mg。

【不良反应】极少,偶尔可有轻微胃部不适、头痛、皮肤过敏反应。

5.4 精神与行为症状的治疗

5.4.1 治疗原则

老年期痴呆的精神行为症状(BPSD)既是痴呆症状中对患

者和家属生活质量影响最突出的症状，又是医学干预最有可能奏效的症状。针对BPSD的治疗是多种综合措施，包括行为治疗、环境治疗、音乐治疗、药物治疗和电抽搐治疗（ECT）。

治疗BPSD应遵循以下几个原则：①首先确定其中的核心症状或突出症状。核心症状是指某一症状的存在与否决定着其他症状的存在与否，如睡眠节律紊乱，患者夜间不眠必然出现较多的无目的行为或破坏行为等症状，消除了睡眠紊乱这一核心症状就可以显著减少其伴随的行为症状。突出症状是指对患者和看护者而言都构成严重问题或巨大痛苦的症状，如攻击行为不仅可能伤害看护者或导致看护者严重应激，而且还增加了患者自己受伤的风险。这些核心症状或突出症状应该成为最初治疗的"靶症状"。②让看护者与家属参与对核心症状与突出症状的确定与评定工作，并让他们参与治疗计划的制订、实施以及疗效评价等活动。③对于由躯体病变引起的情绪与行为问题，必须首先针对躯体疾病采取相应的治疗措施。④对于因人际关系改变或生活变动引起的精神行为症状，可采取相应的措施解决。⑤对于较为轻微的BPSD，首先考虑选择行为治疗、环境治疗和其他非药物治疗。⑥较为严重或非药物治疗无效的BPSD，才需要考虑给予药物治疗。⑦在采取药物治疗之前，要全面评价患者的躯体状况（特别是影响患者药代动力学方面的因素如药物的消化、吸收分布以及代谢和排泄等因素）。⑧对于极度激越或有明显暴怒或攻击行为的患者，应给予适当约束和保护。

5.4.2 药物治疗

药物治疗BPSD必须遵循的几条原则：①治疗一定要针对"靶症状"，切忌无的放矢或盲目用药；②以最小有效量进行治疗；③根据病情变化动态调整药物剂量，如症状加重适当加药、症状减轻或消失则适当减药或酌情停药；④起始剂量宜小、剂量调整的幅度宜小、剂量调整间隔的时间宜长；⑤始终警惕药物的不良反应以及药物之间的相互作用。

5.4.2.1 治疗痴呆的药物

目前尚无特异性治疗 BPSD 的药物，主要由于相关的高质量调查研究数量有限。有研究提示，治疗痴呆的药物可能具有改善 BPSD 的作用。已有研究报道，ChEI 对 AD 患者的行为问题具有一定改善作用。而且，与大多数精神药物不同，ChEI 似乎能治疗多种行为症状，如情感淡漠、情绪症状或精神病性症状。此外，ChEI 在老年患者中使用的耐受性相对较好。也有研究提示，盐酸美金刚可能对激越、易激惹等症状具有一定作用。但总体而言，这方面的循证依据尚不足，值得继续探索。

5.4.2.2 抗精神病药物

由于目前缺乏足够的循证医学研究资料，使用抗精神病药物治疗主要依据临床医生的经验。用药选择应根据该药物的不良反应谱考虑，即对药物的不良反应扬长避短、为我所用。如有明显睡眠障碍的患者宜选择有较强镇静作用的药物，对伴有肝脏损害患者宜选择肝脏毒性低的药物，对伴有帕金森症状患者宜选择非经典药物或低效价药物。

经典抗精神病药物能够有效地控制大多数 BPSD，疗效大同小异，多采用每天一次给药。有效剂量以及导致不良反应发生的剂量均远低于治疗同年龄精神分裂症患者的剂量。常用的药物包括氟哌啶醇、甲硫哒嗪、奋乃静、氯丙嗪等。虽然泰必利不属于抗精神病药物，但治疗 BPSD 也有一定效果。

因多数抗精神病药物均有程度不等的镇静不良反应，一般可安排在晚间一次服用，服药后的峰浓度有助于减轻日落综合征（行为与精神症状高峰）并改善患者入睡及睡眠情况。对症状较重且持续的患者或药物半衰期较短，则可增加给药次数，如每天 2～3 次。对于较为严重的 BPSD 或兴奋等症状需要进行急性治疗者，可考虑给予注射用药，如氟哌啶醇 2～5mg，一次肌内注射，或奋乃静 5mg，一次肌内注射。尽量避免使用静脉注射，特别是氯丙嗪静脉注射，以免引起显著的体位性低血压。

非经典抗精神病药物对 BPSD 同样有效。小剂量利培酮（0.5～2mg/d）对 BPSD 的疗效肯定，不良反应较轻微。利培酮口服液（1mg/ml）对于拒药患者尤为方便，剂量调整也更容易（如以 0.25mg 的剂量幅度调整）。慎重使用小剂量氯氮平（6.25～50mg/d，睡前服用）治疗 BPSD 也有良好效果。国内外医生使用奥氮平和喹硫平的经验也正在积累之中，而且初步资料表明，这两种药物对 BPSD 有肯定疗效。常用于 BPSD 的抗精神病药物列表如下：

表 5-2 常用于 BPSD 的抗精神病药物

药物	起始剂量 (mg/d)	剂量调整间隔 (d)	剂量增加幅度 (mg/d)	最大剂量 (mg/d)
氟哌啶醇	0.5	4～6	0.5～1	2～5
奋乃静	2～4	4～6	2～4	16～24
甲硫哒嗪	25～50	4～6	25～75	150
利培酮	0.5	4～6	0.5	2～3
氯氮平	6.25～12.5	4～6	12.5	75～100
奥氮平	2.5	5～8	2.5～5	10
喹硫平	50～100	4～6	50～100	300～400

治疗 BPSD 时必须重视抗精神病药物的不良反应问题。一般规律为：①高效价经典抗精神病药物易致帕金森综合征、静坐不能等锥体外系不良反应，诱发迟发性运动障碍和恶性综合征的危险也较大。②低效价药物更可能引起过度镇静、意识障碍、体位性低血压及外周抗胆碱不良反应等，甚至会因其中枢性抗胆碱不良反应加重认知功能损害的程度。③经典抗精神病药物对 Lewy 体痴呆患者极易引起帕金森综合征等 EPS，应尽量避免。④非典型抗精神病药物导致锥体外系不良反应发生的危险显著低于经

典抗精神病药物,但氯氮平有引起粒细胞减少或缺乏的危险,需慎用。⑤喹硫平由于无抗胆碱活性,而且与多巴胺受体的结合相对松散,因此对痴呆患者的认知功能损害的影响可能较小,也几乎不引起锥体外系不良反应,适合多种痴呆的治疗。⑥甲硫哒嗪会导致QT间期延长,引发严重的心脏问题。

老年人因代谢和排泄能力的衰退,加之许多抗精神病药物都具有相当高的脂溶性、多数老年人脂肪组织占体重的比例偏高,很容易发生药物蓄积,即便很小的剂量,老年人也常难以耐受。美国食品药品监督管理局(FDA)对既往临床试验结果进行分析,发现非典型抗精神病药物治疗的痴呆患者出现心血管事件和死亡的现象多于安慰剂组,提出警示:非典型抗精神病药物并未推荐用于BPSD治疗。但许多临床医生的实践表明,非典型抗精神病药物确实能在一定程度上缓解BPSD,因而推荐在充分告知患者与照料者治疗的可能获益和风险,获取知情同意后可酌情谨慎使用非典型抗精神病药物,主要针对BPSD的"靶症状"进行治疗,并应定期评估调整治疗方案,以最大可能取得较小治疗风险。在患者抗精神病药物治疗的"靶症状"消失或明显减轻3个月后,或者患者躯体衰竭较明显而BPSD对患者及他人已不构成明显威胁或烦恼的情况下,可根据具体情况减少抗精神病药物的剂量或停药。若症状出现"反弹",可再次使用原抗精神病药物治疗。

5.4.2.3 抗抑郁药物

抗抑郁药物主要用于治疗痴呆患者合并的抑郁症状,抗抑郁药物治疗一般也是根据抗抑郁药物的不良反应谱来选择药物。在常用的抗抑郁药物中,三环类抗抑郁药物因具有较强的抗胆碱不良反应,对老年患者易诱发意识障碍特别是谵妄、易加重习惯性便秘甚至导致麻痹性肠梗阻、加重或诱发老年患者的闭角型青光眼、加重认知功能损害、引起心动过速、传导阻滞或体位性低血压、尿潴留、肝功能异常等。此外,某些三环类药物还产生明显的过度镇静作用，增加了患者发生意识障碍和跌倒的危险。

5-羟色胺再摄取抑制剂（SSRI）同样具有某些不良反应，但其发生率和严重程度均远低于三环类。因此，近年已有人提出将SSRI类药物作为治疗老年人抑郁的首选药物。SSRI类药物最常见的不良反应为消化道症状，如食欲减退、恶心、呕吐、腹泻等。SSRI类还可能引起失眠、激越、静坐不能等精神症状，易与原有的BPSD混淆。SSRI类的其他不良反应有震颤、低钠血症、性功能障碍和体重减轻等。不同的SSRI的不良反应可能有某些差别，如帕罗西汀、氟伏沙明具有一定的镇静作用，可在一定程度上改善睡眠；氟西汀引起失眠、激越的可能性较大，适合用于伴有淡漠、思睡的患者；舍曲林和西酞普兰对P450酶的影响相对较轻，与其他药物的相互作用较少，适于合并用药较多患者的治疗。常用的抗抑郁药物见表5-3。

表5-3 常用抗抑郁药

药物	起始剂量 (mg/d)	剂量调整间隔时间 (d)	剂量增加幅度 (mg)	最大剂量 (mg/d)
多塞平	25	3～4	12.5～25	100～150
阿米替林	25	4～6	12.5～25	100～150
丙咪嗪	25	3～4	12.5～25	100～150
氯丙咪嗪	25	3～4	12.5～25	100～150
氟西汀	10～20	4～6	10～20	20～40
帕罗西汀	10～20	4～6	10～20	20～40
氟伏沙明	50	3～5	50	50～150
舍曲林	50	3～5	50	50～150
西酞普兰	10～20	4～6	10～20	20～40
吗氯贝胺	150	4～6	150	300～600
文拉法辛	25	5～7	25	50～100
噻奈普汀	25	3～5	12.5	37.5～75

其他抗抑郁药物也有各自的不良反应。如文拉法辛（Venlafaxine）可导致患者血压升高，但在有的患者可能随治疗时间延长而减轻。可逆性单胺氧化酶 A 抑制剂（reversible inhibitors of monoamine oxidase-A，RIMA）吗氯贝胺（Moclobemide）对老年患者的抑郁疗效良好、不良反应轻微，可用于治疗老年患者的抑郁情绪。该药消化道不良反应非常少见，对于那些不能耐受 SSRI 消化道不良反应的患者可考虑选择，但特别要注意不应该与 TCA 类、5-羟色胺再摄取抑制剂、SNRI 等药物合用，在换药时也要根据药物的半衰期决定开始治疗时间，以免出现严重的不良反应。

5.4.2.4 抗焦虑药物

痴呆患者的焦虑症状多不典型，而且使用抗焦虑药物的疗效不理想或有较多的不良反应，故主张以抗精神病药物、抗抑郁药物或心境稳定剂治疗为主。若上述药物对患者的焦虑或睡眠障碍作用不明显时，可考虑使用抗焦虑药物，如丁螺环酮和苯二氮䓬类药。

使用苯二氮䓬类抗焦虑药物要充分考虑其不良反应对患者的影响，如该类药物易致跌倒、过度镇静、共济失调、运动障碍等，从而导致外伤或照料困难。若病情确实需要使用苯二氮䓬类抗焦虑药物，应尽可能选择镇静不良反应较轻、中枢性肌松作用较弱、半衰期较短的药物，而且剂量尽可能小，使用时间亦应尽可能短。常用的药物有咪哒唑仑（多美康）、地西泮、去甲氯羟西泮（劳拉西泮，罗拉）、阿普唑仑（佳乐啶）、氯硝西泮。其中半衰期最短的是咪哒唑仑（约 2h），半衰期最长的是氯硝西泮（>30h）和地西泮（20～80h）。

有些老年患者同时合并有睡眠呼吸暂停综合征，对这类患者原则上不使用苯二氮䓬类药。

对焦虑症状较为典型者，亦可使用 β 受体阻滞剂，但需要注意患者是否同时存在相应的禁忌证如支气管哮喘等。

5.4.2.5 心境稳定剂

对于有明显的攻击或激越现象的患者，加用心境稳定剂可减轻或减少攻击行为。常用的药物有碳酸锂、丙戊酸盐、卡马西平、拉莫三嗪等。有条件时应根据血药浓度和疗效调整剂量，其中碳酸锂尤需注意监测血锂浓度，以防过量或中毒。其他抗惊厥类心境稳定剂的主要不良反应有肝功能损害、白细胞特别是粒细胞减少或缺乏，过量可能引起共济失调，个别患者可发生皮疹甚至是剥脱性皮炎（卡马西平）。

5.4.2.6 其他药物

对某些仅有睡眠障碍者可考虑使用非苯二氮䓬类的镇静催眠药物如唑吡坦（思诺思、乐坦）等药物。

5.4.3 行为与心理治疗

对痴呆患者的行为治疗主要是调整刺激与行为之间的关系，常用的做法为改变激发患者异常行为的刺激因素以及这种异常行为带来的后果。如对刺激因素和行为之间的相互关系以及整个过程中的相关因素进行细致的分析，尽力减少这类刺激因素，降低患者行为反应的发生频率、减轻其不良后果。

常用的心理治疗包括支持性心理治疗、回忆治疗（诱导患者回忆可引起并保持正性情感反应的事件）、确认治疗（validation therapy，使患者体会自我价值并通过认定与过去经历的情绪反应之间联系来减少不良刺激）、扮演治疗（使患者扮演在家庭或事件中的某个角色而减轻患者的社会隔离感）、技能训练（模拟在课堂环境进行学习的场景，尽可能保持患者残存的认知功能）。

5.4.4 环境及其他治疗

环境治疗主要是改造患者生活的环境，一方面减少可能诱发患者不良情绪反应、异常行为的刺激因素；另一方面则是增加有利于患者保持功能、诱发正性情感反应、减少挫折感、方便生活、增进安全的设施，如有自动冲洗装置的便盆、自动开关的水龙头、加盖的电器插座、隐蔽的门锁、黑暗环境中的无阴影照明等。

有人采用让患者参与豢养动（宠）物的治疗方法减少患者的孤独感、保持正性情绪。也有人发现在看护者在场的情况下让痴呆患者与儿童共同游戏和彼此照料生活对痴呆患者有改善情绪、减轻孤独退缩的良好效果。

音乐治疗可让患者聆听能唤起愉快体验的熟悉音乐、歌曲，亦可辅导患者以卡拉OK的方式哼唱青年时代喜好的歌曲。在患者生活的环境中播放舒缓的背景音乐可稳定患者情绪。

5.4.5 痴呆的行为与精神症状的其他处置

对于药物难以控制或药物尚未达到有效剂量或浓度时患者激烈的攻击或冲动行为，可采取包括约束躯体或肢体的方式，减少患者伤人或导致自己受伤的危险。也有人设计了减少患者受伤和攻击危险的坐椅，适当限制患者的过分的体力活动如漫游、攻击等。

5.5 伴发的躯体疾病治疗

5.5.1 特点

老年期痴呆病人常伴发躯体疾病，常见的躯体疾病有：心脑血管疾病、糖尿病、肺部感染、肾功能衰竭、高血压病等等。老年期痴呆病人伴发的躯体疾病具有以下特点：

（1）症状和体征往往不典型。由于老年人神经系统及全身反应较迟钝，故病情常隐匿，如呼吸道感染和肺炎时，病人体温可不升高或只有轻微咳嗽；又如老年人心肌梗死较少出现典型的心前区疼痛，而较多出现气急和乏力症状，给诊断和治疗带来困难。

(2) 多脏器病变。人到老年，其重要脏器如心、肺、肾、大脑等会存在生理功能减退和病理改变，在一般情况下这些脏器能维持内环境的平衡，但当一重要脏器出现疾病时，其他脏器也容易受到影响，也出现功能失代偿，而且相互影响或干扰，使其表现复杂化，如痴呆病人出现长期拒食，极易发生电解质紊乱和营养不良，程度重时会表现为淡漠，甚至谵妄，使诊断和治疗难度增加。

(3) 病程长、病情重、并发症多。

(4) 由于智能障碍而易出现主诉困难。如有尿潴留，病人不会用语言来表述，有的因为肢体活动障碍而不能指出不适的部位，而表现出烦躁不安、失眠，甚至吵闹，给诊断和治疗带来困难。

5.5.2 诊断

治疗痴呆病人伴发的躯体疾病，要力求尽早明确诊断，以便给予正确的处理。只有通过及时、认真地收集病史、系统全面的体格检查、实验室检查和相关的特殊检查，然后根据这些情况进行综合分析，才能作出全面、正确的诊断。

5.5.3 治疗

治疗老年期痴呆病人伴发的躯体疾病应遵循以下原则：

(1) 在专科条件受限制的情况下，要及时请其他相关专科会诊，其目的有三：①明确诊断；②进行必要的特殊检查；③指导治疗或转科治疗。

(2) 必须明确是否需要用药。在有靶症状、靶体征或异常检查结果时，还要结合病人的主观耐受情况以及躯体脏器的耐受情况综合权衡。

(3) 必须正确选择药物及使用适当的剂量。剂量应按病人的体重、病情的轻重以及药物来考虑。

（4）注意药物间的相互作用，尽可能地减少用药品种。

（5）把握好急性病和慢性病的关系，在追求疗效的同时，更应注意治疗的安全。

5.6 特殊类型痴呆的治疗

5.6.1 VaD 的治疗

VaD 是由脑血管病变引起的痴呆，治疗主要针对三个方面，一是控制脑血管病危险因素（高血压、高血脂、糖尿病等）；二是预防中风（血小板聚集抑制剂，华法林用于栓塞性疾病）；三是改善认知功能（如胆碱酯酶抑制剂）。如有需要，可用抗精神病药物对症治疗。

5.6.2 其他变性性痴呆的治疗

5.6.2.1 额颞叶痴呆的治疗

本病为少见的原因不明的脑变性性疾病，目前尚无特殊治疗方法，主要为对症治疗和支持治疗，应早期给予功能训练以改善社会生活能力。

5.6.2.2 路易体痴呆的治疗

（1）改善认知功能药物：胆碱酯酶抑制剂，辅助治疗可选脑复康、脑复新、胞二磷胆碱等。

（2）改善锥体外系症状药物：主要为抗帕金森病药物，如复方多巴、多巴胺受体激动剂；苯海索易加重认知功能损害，不宜应用；金刚烷胺易致幻觉，应慎用。抗精神病药物：避免使用奋乃静、氟哌啶醇、氯丙嗪等锥体外系不良反应大的药物，对于有幻觉等精神病性症状的患者可选用奥氮平、喹硫平等锥体外系不良反应较小的药物。

5.6.2.3 帕金森病痴呆的治疗

（1）抗帕金森病药物

1) 金刚烷胺 0.05～0.1，一天 3 次口服，如出现幻觉则减量或停药。

2) 复方多巴：美多芭初始剂量 1/4 片，一天 3 次口服，根据病情逐渐增量。

3) 多巴胺受体激动剂：溴隐亭、协良行等。给药原则：小剂量开始，逐渐增量。

4) 单胺氧化酶 B 型抑制剂：咪多吡、司来吉兰，常用剂量为 2.5～5mg，每天二次早上、中午服用。

(2) 改善认知功能药物：可选用胆碱酯酶抑制剂，其他药物可选喜得镇、氯酯醒、脑复康、脑复新、胞二磷胆碱等。

(3) 抗精神病药物：宜选用喹硫平、奥氮平等锥体外系不良反应小的药物。

5.6.2.4 亨廷顿病痴呆的治疗

主要为对症治疗。

(1) 控制不自主动作：泰必利、千金藤啶碱、氟哌啶醇、奋乃静、氯丙嗪等。

(2) 改善认知功能药物同帕金森病痴呆的治疗。

5.6.3 感染所致痴呆的治疗

5.6.3.1 Creutzfeldt-Jakob 病痴呆的治疗

Creutzfeldt-Jakob 病（CJD）是一种以中枢神经系统损害为主的朊蛋白病，其临床特征主要为迅速进展的痴呆，伴多系统损害，病程短、进展快，死亡率达 100%。目前尚无有效的治疗措施，主要为支持和对症治疗。尽早诊断可减少疾病的医源性传播。

5.6.3.2 艾滋病所致痴呆的治疗

本病为人类免疫缺陷病毒（HIV）感染大脑后，引起脑退行性变而导致的痴呆。治疗原则为积极抗 HIV 治疗，增强患者免疫功能和处理机会性感染及肿瘤等并发症。改善认知功能药物参考 5.3.1。

5.6.3.3 麻痹性痴呆的治疗

麻痹性痴呆是由梅毒螺旋体侵犯大脑实质而引起慢性脑膜炎，痴呆进行性加重，疾病后期可有四肢瘫。

（1）病因治疗：首选青霉素 G 1200～2400 万 U/d，每 4 小时 1 次，静脉滴注，10～14 天为一疗程，对青霉素过敏者可改用头孢三嗪、强力霉素、四环素等治疗。

（2）对症治疗：抗精神病药、抗抑郁药、抗癫痫药等。

（3）改善认知功能药物参考 5.3.1。

5.6.4 营养代谢障碍所致痴呆的治疗

营养代谢障碍，尤其是维生素 B_1、维生素 B_{12}、叶酸缺乏、慢性酒精中毒等，都会引起痴呆，但这些疾病在痴呆症状出现前有造成长期代谢障碍因素的病史，并伴有神经系统损害的症状，如周围神经病、共济失调、震颤等。相应的实验室检查有助于明确诊断。治疗主要为病因治疗、对症支持疗法和改善认知功能的治疗。尽早病因治疗和对症支持疗法可改善或缓解痴呆及神经症状。

（1）病因治疗：改善营养、调整饮食习惯、治疗原发病、停用相关致病药物。对于慢性酒精中毒者可逐步戒断。

（2）对症支持疗法：针对性补充维生素 B_1、维生素 B_{12}、叶酸；对震颤明显者可选用美多芭等抗帕金森病药物；有情感障碍及精神症状明显者给予相应的治疗。

（3）改善认知功能药物参考 5.3.1。

5.6.5 躯体疾病所致痴呆的治疗

痴呆是一组症状群，一些躯体疾病也可导致痴呆，常见有心功能不全、肺性脑病、肝性脑病、尿毒症脑病、透析性脑病、甲状腺及甲状旁腺疾病、垂体功能低下、皮质醇增多综合征等。这些躯体疾病可引起神经毒素排出减少或不能排出而在体内蓄积；水、电解质、酸碱平衡失调；代谢紊乱或其他内分泌功能障碍，导致神经系统损害，而产生的一系列神经、精神症状和痴呆症状。根据躯体疾病的症状、体征，应尽早进行相关的实验室检查，以明确引起痴呆的原因，以利治疗。尽早诊治原发的躯体疾病，其继发的神经、精神症状、痴呆症状可能随之改善或缓解。治疗主要针对原发病治疗、对症支持疗法和改善认知功能的治疗三方面。

5.6.6 其他痴呆的治疗

(1) 正常颅压脑积水：本病所致痴呆进展较快，常在数月内达高峰，故早期诊断早期治疗对预后有重要意义，治疗主要行脑室-心房或脑室-腹腔脑脊液分流术。

(2) 颅脑肿瘤：额叶、颞叶、胼胝体肿瘤易表现为痴呆，伴颅内压增高症状，脑 CT 或 MRI 可证实，治疗手段主要为手术治疗。

6 痴呆患者的住院护理与居家照料

对痴呆患者采取何种护理与照料措施，一般是根据患者的痴呆严重程度、原发疾病的性质、BPSD形式与严重程度、躯体一般健康状况、当地老年期疾病医疗机构的条件以及患者经济承受能力等方面权衡选择。

为痴呆患者选择适宜的看护与照料机构或服务应考虑以下几条：①痴呆程度轻、躯体健康状况较好者一般可居家照料或入住有痴呆看护条件的养老院、日间医院或托老所；②痴呆程度较轻或痴呆程度中等但伴有明显BPSD或躯体较差者可考虑短期入住医疗机构治疗BPSD或改善躯体状况；③痴呆程度较重或躯体情况较差但BPSD并不突出者，可考虑专人陪护或入住看护条件较好的养老院或托老所；④发生严重躯体合并症的痴呆患者应及时入住医疗机构进行针对性治疗；⑤在BPSD明显阶段的痴呆患者宜到老年精神科医疗机构就诊，接受专科医护人员的治疗和指导，必要时应短期住院治疗。

对痴呆患者的看护照料主要包括以下一些内容：①与治疗有关的护理：所有痴呆患者均需要接受不同的医学治疗，尤其是药物治疗。痴呆患者对治疗的理解与依从较差，往往不能遵从医嘱接受治疗。根据不同痴呆严重程度或合作程度采取一些针对性措施，包括解释、说服、劝说、强制等。②生活照料与护理：对于轻度痴呆患者，生活照料主要是督促、辅导或协助患者完成日常生活的料理；对于重度痴呆或躯体状况较差的患者，则主要由看护者提供具体的生活料理。③饮食照料与护理：轻度痴呆患者的饮食照料主要是保证患者摄入的饮食结构合理（易消化、多品种）、营养充分，同时还应注意患者饮食过程中的异常现象如呛咳、误吸、噎食；中、重度痴呆的饮食护理则应重视饮食过程中的安全性问题和给予必要的辅助措施。④人身安全照料与护理：对于居家接受照料和看护的患者，最主要的安全问题是走失、意外事故和外伤，应采取措施预防；而对住院的痴呆患者，安全问题主要来自患者之间的攻击行为导致的外伤、自由行走患者的跌伤及骨折。⑤病情观察与记录：对痴呆患者病情的观察主要是躯体情况的变化以及行为习惯的改变，躯体情况的变化主要反映了合并躯体疾病的演变，行为习惯的改变则可能反映了痴呆病情的进展以及合并急性躯体疾病。

6.1 全日制医院的住院护理

6.1.1 治疗性护理

（1）药物注射中的护理：对轻度老年痴呆患者，注射前向其进行适当的解释以争取其合作。对中、重度痴呆且不合作的患者，可寻求其他医护人员的帮助，以完成注射；对需静脉输液者，可给予必要的保护性约束。在药物注射过程中以及注射后应注意有无药物不良反应。

（2）口服药物的护理：每次服药时必须照看患者完成服药，以保证疗效；对吞咽困难者，可以给予研碎药物喂服。

（3）其他治疗性护理：在采取其他治疗如物理治疗过程中，对轻度痴呆患者，治疗前向其做好解释以取得合作。对中、重度痴呆且不合作的患者，可寻求其他医护人员的帮助并专人看护或给予必要的保护性约束。

6.1.2 生活护理

（1）轻、中度痴呆患者的护理：每天由护理人员定时提醒或协助患者做好个人卫生和进食。

（2）重度及终末期痴呆患者的护理：由护理人员或陪护人员

协助患者洗漱，定时如厕或使用专用坐便车排便，以养成定时大小便的习惯。对不能自行翻身者，给予定时翻身，及时更换湿被服以预防褥疮发生。

6.1.3 饮食护理

为保证患者营养和水分的摄入，可给易消化、低脂肪、含丰富蛋白质的食物，如牛奶、豆浆、鱼松等。为减轻、预防便秘，可适当增加食物中蔬菜、水果及粗纤维食物的比例。对于因牙齿病变引起咀嚼困难可能影响食物消化的患者，可给予软饭和碎菜。痴呆患者进食的速度要慢，不宜催促，以防噎食或食团误入呼吸道引起窒息。

应采取有效措施保证痴呆患者的水分摄入，如根据环境温度和患者体质计算出最低摄入量，并在此基础上增加20%～50%。在高温季节，除了要补充出汗等因素造成的失水，还应注意补充足够的电解质成分，增加无机盐的摄入。

（1）可自行进食患者的护理：病人采取坐位，自行进食温度适宜的食物，以尽可能保持其日常生活能力，延缓功能衰退。

（2）不能自行进食患者的护理：能够保持坐位的患者，由护理人员手把手帮助其进食；不能维持坐位患者可安排其取侧卧位由陪护人员喂食。

（3）痴呆患者营养与水、电解质、酸碱平衡方面的护理：为患者制定饮水计划，督促或协助患者定时喝水，保证每天液体的总摄入量2500～3000ml；对进食不好的患者给予高营养的流质；必要时按医嘱静脉输液；以保证患者营养与水、电解质、酸碱的平衡。

6.1.4 安全护理

（1）环境安全：周围环境要清理危险的物品，例如利器、热水、玻璃等，电源插座不应让患者伸手可及，必要时可在电源插座加盖；地面要清洁干燥，以防患者滑倒。在安排相邻病人床位时，应考虑有可能出现攻击行为患者两床间距离达到足够安全程度。为患者洗澡要保证水温适合，尤其注意防止因水温高引起烫伤。

（2）自身安全：鞋子大小、衣裤长短要合适，鞋子最好为防滑软底及无鞋带类型，衣服要宽松、易脱、易穿，衣袖、裤子宜短不宜长。可改用橡皮筋束口的衣物，应尽可能弃用皮带或布带，可改用粘扣的衣物尽可能弃用纽扣，特别是中式纽扣。患者的床边应加设床栏，必要时还可以给予适当的保护性约束。

6.1.5 病情观察与记录

（1）痴呆患者病情变化的相关因素：如果合并躯体疾病特别是感染性疾病时可使痴呆患者的病情出现恶化或明显的变化，最常见的现象是意识状态发生改变或情绪发生明显改变。

（2）痴呆患者病情观察要点：观察患者有无合并躯体疾病的表现，指标主要包括体温、血压、呼吸频率、心率、睡眠规律改变及意识状态等；观察痴呆程度的变化、生活自理能力的变化以及饮食、大小便等情况。

（3）痴呆患者病情记录要求：根据观察要点及时记录病情及其他特殊情况。

（4）痴呆患者病情观察与记录的注意事项：对痴呆患者病情观察首先要保证细致认真，特别是对日常习惯突然出现的改变进行细致认真的观察，因为这种改变往往提示患者的病情出现了某些新的因素，如病情加重或发生合并症。对观察中出现任何细微的变化都要如实记录，并及时向医疗和护理人员反映。

6.2　日间医院住院护理

（1）日间住院患者的特点：轻度痴呆没有合并明显的精神症

状或躯体疾病,而日间家里没有人力可以照顾的患者,可由家属送其到日间医院住院。

(2)日间住院患者的运送安全:护士要做好与家属的接送交接工作,包括患者的安全、饮食与病情变化方面的交接。

(3)日间住院患者护理项目与注意事项:饮食、治疗、大小便等的护理,并观察患者的病情、对治疗的反应等;如果患者病情加重或出现意外变化,应及时告知家属并建议其转诊到正规医院诊治。

6.3 居家照料

(1)适合居家照料的特点:轻度痴呆没有合并明显的精神症状或躯体疾病的患者,而家里有人力可以照顾的。

(2)改变对患者的期望与要求:要让家属知道老年期痴呆是多种原因所致的以认知功能、行为及人格多方面衰退性改变为特征的老年性疾病,至今尚无特效药和特效治疗方法。让家属和照顾者对患者不要有过高的期望与要求。

(3)添置与改造患者的生活用品:①特殊身份标示:给病人随身携带标示卡,卡片要写上其姓名、住址、联系电话,以防万一走失,可得到他人的帮助。也可以在其衣物的领口、袖口等处缝缀布质标示,必要时在患者穿着的各件衣物上都缝缀同样的布质标示,以防患者遗弃部分衣物后仍有可能被他人发现其他衣物上的标示。②居家用品购置与改造:日常用品应不易打碎,患者可能触及的危险物品要采取一定的保险措施,购买或改制必要的防护物品如煤气开关锁、水龙头锁等。③服装要求:参见6.1.4。

6.4 改造居住环境设施

(1)房间标示:在患者的房门、床头贴上其喜欢或能唤起患者欢娱情感的画片，以帮助患者记忆，防止迷路。

（2）地面：地面尽可能平整干爽，若能以稍粗糙的水泥地面或单色防滑砖铺砌地面更好。地面应避免有任何色彩的明显界限或粗线条，以防止患者错认导致意外。

（3）扶助设施：在洗手间设扶手，以方便患者扶持，减少滑倒危险。

（4）限制设施：应妥善收藏厨房的刀剪等危险物品，最好存放于严实箱柜之中加锁。阳台应装防盗网或反锁通往阳台的门。

（5）安全设施：将可能引起危险的物品或器具收藏在患者不能接触到的地方，住房中可能有危险的通路以反锁装置封锁。

6.5 建立社区相关支持体系

将患者病情与诊断告知社区相关人员和邻里，并到社区卫生中心登记备案，以便得到他们的协助。

6.6 躯体健康保持

每天有规律地带领患者从事一些有益的体力或体育活动，进行体能的训练，以增强其体质，保持他们的躯体健康；避免受凉，及时帮助患者增减衣服。

6.7 生活照料

参照上述相关照料措施。

7 痴呆相关问题的处理

7.1 痴呆照料者的支持体系

7.1.1 健康教育

7.1.1.1 正确认识痴呆的本质

患者亲属对痴呆疾病本质缺乏正确认识既是患者不能得到及时诊治的原因,也是不能正确理解患者需要并采取有效手段帮助患者的原因。

7.1.1.2 正确认识痴呆病人的精神与行为改变

患者亲属在面对痴呆患者时,最困惑的是不理解其亲人是否真的患了痴呆,尤其对患者所出现的某些人格改变和行为异常困惑不解或痛苦万分,构成了他们不能正确认识和对待患者的主要问题。

医护人员除了应向患者亲属解释痴呆的病理性质之外,更要向他们说明痴呆患者在患病后正逐渐丧失其原有的社会属性与功能。尤其要指出患者作为一个曾经受亲属爱戴的长辈的身份特征也正发生着改变,逐渐失去与保持亲情有关的种种功能,使其亲属能够在此基础上调整其伦理观念与亲情态度。医护人员还应针对具体问题指导患者亲属正确处理与患者互动中的情感与伦理方面的挫折与困惑,采取理智合理的态度与做法,正确应对患者的需求。

7.1.1.3 通过正式渠道获取正确的护理与照料知识

痴呆患者亲属常缺乏对患者进行正确护理和照料的知识,往往相信一些似是而非或道听途说的知识,特别是认为人老会变成

"老糊涂"这样的错误观念,从而丧失了获得及时诊治的机会。

7.1.2 社会支持

为了促进痴呆患者的康复,提高其生活质量,除了进行有效的治疗和家庭护理外,还应借助一些社会支持力量,这可在很大程度上减轻照料者的负荷和压力。社会支持来源除家属、亲朋好友外,还有社区服务机构、老人福利院(如养老院)等,都是可以利用的,许多家属将患者托给养老院照料,可使自己重新返回工作。

成立痴呆患者家属协会,发挥互助功能,使有痴呆病人的家庭之间相互联系和支持,可能减轻照料者的压力,缓解内心孤立无援的感受。目前,世界上许多国家已成立了阿尔茨海默病协会,定期聚会,使照料者分享彼此照料过程中的困难和经验。有的协会,如美国的阿尔茨海默病协会(Alzheimer's Association)还定期出版专刊,设立痴呆研究与健康教育网站,提供最近信息和研究进展,为大众提供相应的支持与咨询,已受到病人家属和专业人员的肯定。

我国对痴呆患者及照料者提供的社会支持性服务尚属建设、完善和发展中。有的专业机构也组织老年痴呆医患联谊会,定期聚会,举办讲座,以增进照料者对疾病和护理保健工作的知识,传递新信息,甚至提供电话咨询,这样,照料者可在一起交流照料中的困难,这也是照料者抒发压抑情绪的场所。

7.2 痴呆相关的法律问题

痴呆患者一方面由于其行为责任能力的削弱与丧失,可能出现一些违反道德,甚至触犯刑律的行为;另一方面则由于患者认知功能的损害,不能维护自身的各种权益,使其权益受到他人有意或无意的侵害。

无论是对预防痴呆患者的违法或犯罪行为，还是保障患者合法权益，最有效的做法就是通过健康教育提醒监护人认真负责地履行其监护人的责任，采取积极的防范措施。此外，对全社会进行维护、保障痴呆患者合法权益的宣传教育工作亦应成为普法宣传的重要内容之一。

7.2.1 痴呆患者的犯罪与处理

痴呆患者的违法或犯罪行为往往与其认知功能损害的程度相联系。有的轻度认知功能损害的患者，既可能因为判断推理能力损害而发生职务犯罪行为，如渎职、偷窃、贪污或挪用公款，亦可能因受脱抑制的性冲动驱使，以愚蠢的方式实施一些对儿童的性侵害，如猥亵或强奸幼女等；认知功能损害较严重的痴呆患者则可能因错误的判断推理甚至是情绪异常而出现攻击他人的行为，致使他人受到伤害。

对痴呆患者出现的上述违法或犯罪行为，应提醒司法部门在对患者的处理方面充分考虑患者的行为责任能力问题，通过司法精神医学手段对患者实施违法或犯罪行为的辨认与控制能力进行鉴定，并在此基础上判罪量刑，同时追究其监护人的相应责任。对痴呆患者的违法犯罪行为的司法鉴定应及时，即在尽可能短的时间进行鉴定，以免患者的认知功能随时间发生进一步衰退，影响鉴定的准确性。

7.2.2 痴呆患者的权益保护

在患者认知功能尚能够处理自己的权益、财务等事务时，应在其法定监护人的监护下由患者行使其处置权力，处理好自己的有关事务。对这类患者，医护人员还应向病人及其监护人、有关亲属坦率地介绍其病情的发展趋势，帮助患者及其亲属正确分析认识自己在此时此刻的当务之急有哪些，分清主次并依序进行处置。

当患者的认知功能损害较为严重时，患者可能丧失了维护自身权益的能力，此时保护患者权益的责任就应由其监护人全权承担。

对于任何故意、恶意侵犯痴呆患者权益的违法行为，应根据国家法律进行严肃处罚。

7.2.3 法律纠纷中痴呆患者的身份与行为能力

即便是轻度痴呆患者，其维护自身权益的能力或民事、刑事责任能力就已受到削弱。因此，痴呆患者不具备自我辩护、自我举证等法律责任人的能力，这些责任应由患者的法定监护人代为履行。因此，在怀疑患者有痴呆的可能时，应通过司法鉴定明确患者痴呆的诊断，并根据患者的具体情况，按照司法程序委托或指定相应的监护人、律师代为应诉。

7.3 痴呆全程保健的多学科性

在目前推荐的痴呆诊治与保健方案中，需要"三管齐下"，即患者的药物治疗、心理社会干预，以及照料者支持，因此痴呆的全程保健工作具有非常突出的多学科性，不仅需要包括神经科、精神科、老年科、内科等在内的多学科医疗工作人员参与，而且需要社会科学工作者的积极参与，如社会工作者、政策研究者等。

8 痴呆的预防

8.1 预防的概念

由于目前尚无治疗痴呆的理想方法,一旦患病,不但将给患者带来极大的痛苦,也将给其家庭和社会造成沉重的负担。因此,预防痴呆的发生具有十分重要的意义。

预防的目的不仅仅在于帮助人们建立和健全防病意识,提高对预防痴呆发病意义的认识,增强人们主动防范痴呆的能力,更主要的在于动员全社会力量,通过科学、合理、有效的途径,来防止和减少痴呆的发生。预防可以通过三个层次来实现:①通过各种途径提高人们对痴呆的认识,减少危险因素,保护易感人群,防止痴呆的发生;②指导、帮助患有或可能患有痴呆的老年人积极就医,及时得到医疗帮助;③建立切实可行的社会支持系统,帮助并指导患者的生活照料者对痴呆患者进行科学的料理和看护,防止并发症的发生,延长生命,提高患者的生存质量。

8.2 预防的策略

8.2.1 建立防治网络

痴呆的预防工作是各级政府的责任,政府重视是此项工作能够广泛、深入、持久开展的保证。各级政府要根据本地区的实际制定区域内痴呆的防治规划。利用政府职能建立痴呆的防治网络,该网络可依附于各地的精神疾病防治网和初级卫生保健网络。防治网络负责本地区防治规划、方案的实施、组织协调、检查评估、总结推广等工作。规划和兴建多元化的社会化养老机构。落实防治工作经费。

8.2.2 全社会参与和社会保障

痴呆的防治工作是一项巨大的系统工程,全社会参与和社会保障体系是痴呆防治工作的基础。因此,要在各级政府的重视下,形成政府领导、多部门合作、社会团体参与和人人重视的良好氛围,并制定相关政策,使老年人在社会、工作、家庭、经济、安全等方面的权利得到保障,使痴呆患者能够得到基本的医疗帮助、良好的生活照料、足够的保护和尊严。尤其应重视对贫困的老年人及痴呆患者的政策支持。支持家庭和社区通过各种努力照料老年人和痴呆患者,支持志愿者和社会团体为老年人和痴呆患者提供的各种服务,减轻照料负担。

8.2.3 专业人员指导

建立技术指导网络,由既有专业知识又有实践经验的专业人员参与规划和实施方案的制定、业务技术指导、管理工作指导和家庭照料指导,是开展好痴呆防治工作的关键。建立一支具有良好素质的专业队伍和运行良好的技术指导网络必须做好如下工作:①在各级防治网络中要配有一定数量的专业人员,并有相应措施保证人员的相对固定;②对专业人员进行定期培训,使不同层次网络中的专业人员掌握相应的知识和技能,提高解决实际问题的能力和指导能力;③区域内的省、市、县要有一所专业机构为技术指导中心,除承担治疗任务外,还要承担技术指导、人员培训、进修基地等任务;④落实专项经费。

8.2.4 健康教育

健康教育是传播痴呆防治知识的重要途径,是实施痴呆防治工作的重要环节。健康教育的对象是广大群众,重点是中老年人群，通过各种途径（声像、网络、语言、文字、书画、图片、文艺等）的健康教育提高人群对痴呆防治知识的知晓率和对痴呆的识别率，提高人们的自我保健能力，在必要时能够给予他人或得到他人的适当帮助，从而达到主动预防、早期发现、及时就医、积极治疗和提高生活质量的目的。

开展健康教育要结合本地区的实际情况制定符合实际的目标、规划（计划）和切实可行的实施方案。同时注重方法上的全员性和双向性，即依靠全社会的力量开展全民性的健康教育，在对人群全面了解的基础上制定工作计划和实施方案，在实施的过程中反馈群众的意见并及时修改实施方案；内容上的服务性和实用性，即确立为民服务的意识，考虑群众的接受能力，重实用，讲实效，满足群众的健康需求；形式上的灵活性和趣味性，即采用灵活多样的形式，让群众喜闻乐见，从而达到提高教育质量的目的。

8.3 预防的措施

8.3.1 一级预防

即病因预防，目的在于消除病因，避免或减少致病因素的影响，防止痴呆的发生。一级预防是预防工作的重中之重，是最积极、最主动的预防措施，但也是目前预防工作的薄弱环节，应予高度重视。

（1）提高人群对预防疾病重大意义的认识，普及预防痴呆的相关知识，增强主动预防的能力。具体措施是开展有组织、有计划、有重点、全民参与的健康教育，提高人群对痴呆相关知识的知晓率；进行疾病危险因素监测，掌握相关信息与动态。

（2）提高自我保健意识和自我保健能力，增强抗病能力。具体措施是改善工作条件；养成良好的生活习惯，戒烟限酒，合理安排饮食，加强营养；科学锻炼身体，注意劳逸结合；积极治疗躯体疾病，确保健康的身体和乐观向上的精神状态。

（3）消除病因，避免或减少危险因素的影响，保护易感人群。具体措施是寻找病因，消除危险因素；对易感人群如老年人、AD 阳性家族史者、有 APOEε4 等位基因者、受教育年限较短者、女性老年人、头部外伤史者、高血压者、高血脂者、脑血管疾病患者、高血同型半胱氨酸者、糖尿病患者、有抑郁症病史者、长期过量饮酒者等进行重点保护；开展健康状况及疾病监测，及时进行医疗干预。

（4）药物预防：目前没有哪个药物对痴呆的发生有肯定的预防作用。非甾体类抗炎药物长期使用会引发胃肠道出血和肾脏损害，甚至会导致心血管毒性；超过 400IU 的维生素 E 会增加老年人的死亡率；雌激素替代治疗仍需要进一步评估其收益和风险；银杏叶提取物是否有预防作用还在验证。目前不主张对非痴呆的认知损害个体使用乙酰胆碱酯酶抑制剂。

8.3.2 二级预防

即对痴呆早期的筛查，以便早发现、早就医、早诊断、早治疗。

（1）提高人群早期识别痴呆的能力。具体措施是指导特定人群的家庭成员、亲属、朋友、同事、邻居、居委会（村委会）干部、社区所在地民警等掌握痴呆的常见早期症状，讲解痴呆的预防知识，指导特定人群定期进行精神状态及智能状况的自我评定，力争做到痴呆的早期发现。

（2）及时送可疑患者就医，争取早诊断，早期得到医疗帮助。具体措施是定期对特定人群进行智能状况调查和相关的检查，对发现的可疑患者要做好其本人和家属的工作，就近及时到专科医疗机构进行检查，早期明确诊断，接受系统的治疗；定期进行家庭访问，提供相应的咨询服务和健康指导。

8.3.3 三级预防

即对痴呆的临床管理和生活照料,目的是使患者得到系统的治疗和照料指导,提高生活质量。

(1) 进行积极的系统治疗,阻止或减缓病情进展。具体措施是提供较好的医疗条件和休养环境,进行科学、合理、及时的治疗;患者及家属要主动配合治疗和护理,增强对治疗的依从性,提高疗效;医护人员要作好健康教育、医护指导和咨询服务工作,减轻患者和家属的精神负担,增强其战胜疾病的信心。

(2) 尽力保持患者的生活自理能力,使其获得最大可能的个人满足和尊严。具体措施是创造良好的生活环境,尽量做到活动行走无障碍,标识醒目易辨认,器物简单不易碎,环境卫生又安全,使患者能够进行更多的自由活动;多与患者进行语言、情感等方面的沟通和交流,使其体会到亲人的关爱;在保证安全的情况下鼓励患者做些力所能及的事情及感兴趣的事情,这有利于增加患者的自信心,也有利于减缓病情的进展。

(3) 改善患者一般状况,保持身心健康,提高其生活质量。具体措施是积极预防、治疗躯体合并症;合理安排生活,科学饮食,保证营养,适当锻炼,注意休息;预防外伤,防止走失。

(4) 增强照料者的照料能力,提高照料水平。具体措施是对在家庭中或在社区养老、托老等机构中的患者照料者及为其提供各种服务的人员进行照料、护理、治疗、康复等方面的指导和培训;开展家庭教育,传授相关知识及应对患者异常行为的技巧。对照料者提供情感支持,改善照料者本身的心身健康状况。

(5) 做好管理工作,提高预防工作的质量。具体措施是加强对专科医院、养老或托老机构的管理,减轻家庭和照料者的负担;加强对有关医疗文献、康复资料、个人资料等的管理,进行综合分析和信息反馈,发现问题,堵塞漏洞;定期对在家庭中康复的患者的情况进行检查,及时修订治疗和康复计划。

8.3.4 危险因素监测

进行疾病和危险因素监测是制定预防方案的依据。主要方法是定期进行痴呆的流行病学调查和经常性的对高危人群认知状况和功能水平进行追踪调查，旨在掌握痴呆的发病率、患病率、分布特点、危险因素、残疾情况、治疗及康复情况等相关特征和资料，为预防、治疗、康复工作提供科学依据。要在三级预防的全过程进行疾病和危险因素监测。由于受人员、环境、经济状况等多种因素影响，开展此项工作难度较大，因此必须给予足够重视。

8.4 预防效果的评估

通过预防效果的评估，可以了解预防工作的现状，总结经验，改进不足，进一步完善预防规划和实施方案，使预防工作更加切合实际，提高工作水平。评估工作要遵守如下原则：①评估计划要纳入预防规划和实施方案；②选择的评估工具和评估指标要合适且为同行所公认；③坚持实事求是，要科学、严肃、认真地进行评估。评估的常用方法有：抽样调查，实地考察，资料分析，典型剖析等。评估的主要内容有：①重视程度和工作的覆盖面。包括：领导组织和预防网络的建立、人员培训、资金情况、参与率、覆盖率等；②预防工作的质量。包括：计划的落实情况、检查情况、工作人员的素质及业务能力（医患关系、服务对象的评价、工作职责的落实、业务知识、对病人的了解等）、资料管理等；③预防效果。包括：对痴呆相关知识的知晓率、对痴呆的识别率、就诊率、治疗情况、照料情况、发病率、患病率、死亡率、死因分析、危险因素的监测情况、医药费用、家属或照料者负担等。

9 痴呆防治指南的推广和实施

《中国精神卫生工作规划（2002～2010 年）》（简称《规划》）将精神分裂症、抑郁症、痴呆确定为今后 10 年我国精神卫生工作的重点精神疾病。因此，实施《中国痴呆防治指南》是贯彻落实《规划》的重要内容之一。力争通过大家的共同努力，解决公众中对痴呆认识的知晓率低，疾病的未治率高，以及社会对病人的歧视等问题，提高痴呆防治知识的知晓率和病人治疗率。各级各类精神病专业机构和广大精神卫生专业人员作为我国精神卫生工作的主要力量，对实现《规划》目标起到关键的作用。

9.1 《中国精神卫生工作规划（2002～2010 年）》中与痴呆防治有关的指标

目标一：加强宣传和健康教育，提高群众精神卫生知识水平。

指标 1：广泛宣传，普及大众精神卫生知识。到 2005 年，普通人群心理健康知识和精神疾病预防知识知晓率达到 30%；到 2010 年，达到 50%。

目标二：开展重点人群心理行为问题干预，遏止精神疾病患病率上升趋势。

指标 4：普及痴呆、抑郁等老年期精神疾病知识，降低老年期精神疾病危害。到 2005 年，老年人及其家庭成员和照料者对于痴呆、抑郁等精神疾病的常见症状和预防知识知晓率达到 30%；到 2010 年，达到 50%。

目标三：完善精神卫生服务和保障措施，做好重点精神疾病的医疗和康复。

指标8：各省、自治区和直辖市至少建立1个痴呆防治试点，开展痴呆防治工作。到2005年，试点地区痴呆早期发现率达到50％，其中50％得到干预；到2010年，扩大试点，早期发现率达到60％，其中60％得到干预。

目标四：建立、完善各级精神卫生工作体制和组织管理、协调机制，初步形成功能完善的全国精神卫生服务体系和网络。

目标五：加强精神卫生工作队伍建设，提高人员素质和服务能力。

目标六：掌握精神疾病基本信息。

9.2 加强卫生部门的主导作用，协调多部门参与精神疾病防治工作

1. 遵照"预防为主，防治结合，重点干预，广泛覆盖，依法管理"的精神卫生工作原则，依托以精神卫生专业机构为主体，综合性医院为辅助，基层医疗卫生机构和精神疾病社区康复机构为依托的精神卫生服务体系和服务网络开展痴呆防治工作。

2. 卫生部门要在调查研究本地区情况的基础上，在开展健康教育、提高治疗水平、加强康复指导等方面制定政策和采取措施。

3. 充分协调发挥本地区各级各类精神卫生资源优势，扩大痴呆患者获得医疗和康复服务的覆盖面。

4. 在精神卫生专业机构技术指导下，依靠基层医疗卫生机构，建立痴呆干预网络，建立社区患者档案，开展心理咨询、定期随访、家庭病床和护理、常规康复等工作，为患者家庭提供有效的支持和帮助，减少和延缓痴呆对老年人健康的影响。

5. 积极与有关老龄组织合作，在中老年人群及其家庭成员和看护者中开展老年心理卫生宣传工作，普及痴呆、抑郁等老年

期精神疾病和常见心理问题的有关知识，为处于离退休、丧偶等各种生活变故中的老年人提供多种形式的支持和帮助，在有条件的地方开设老年心理咨询热线或心理咨询服务。

9.3 广泛开展《指南》宣传和培训，提高专业人员防治痴呆的业务水平和工作能力

1. 利用建立在中央、省、地（市）、县（区）的国家精神卫生工作网络，开展《指南》逐级培训和推广。
2. 发挥相关的精神卫生学术团体和组织的优势，利用学术会议、学术活动、学术期刊等多种形式开展培训和宣传。
3. 强化各级各类精神专科医院之间的业务联系，健全业务技术指导系统及病人转诊治疗系统。

9.4 开展健康教育，提高痴呆防治知识知晓率

1. 各级精神卫生专业机构、综合性医院、基层医疗卫生机构、精神卫生相关学会和协会要主动开展精神卫生宣传和咨询服务，为其他部门和单位开展宣传教育活动提供教材、资料和技术帮助，形成宣传教育的服务网络。
2. 公众教育（见8.2.4）。
3. 患者家属教育（见7.1）。

9.5 多渠道筹集资金，共同促进《指南》推广

按照多渠道筹措资金，共同促进中国精神卫生事业发展的原则，积极争取政府在重点精神疾病的健康教育、专业人员培训、病人治疗和社区康复等方面的投入。同时，大力提倡社会福利组织和团体、学术团体、企业等以《指南》为指导在提高痴呆防治

水平的各个方面的多种形式的投入。

9.6 加强《指南》实施的信息收集与评估，增强《指南》的指导性

1. 定期收集使用单位和使用人员的意见和建议。
2. 组织开展实施督导和培训督导，指导基层提高防治技术水平。
3. 针对具体问题开展专题调查。
4. 组织实施效果评估。

附录

词汇表

英文全称	英文缩写	中文名称
Alzheimer's Disease	AD	阿尔茨海默病
Vascular dementia	VaD	血管性痴呆
Multi-Infarct Dementia	MID	多发性梗死性痴呆
Dementia of Lewy Body	DLB	路易体痴呆
Parkinson's Disease	PD	帕金森病
Creutzfeldt-Jakob disease	CJD	克雅病
Behavioral and Psychological Symptoms of Dementia	BPSD	痴呆的行为和精神症状
Mini-Mental State Examination	MMSE	简易智力状态检查
Brief Screening Scale for Dementia	BSSD	痴呆简易筛查量表
Hasegawa Dementia Scale	HDS	长谷川痴呆量表
Clock Drawing Test	CDT	画钟测验
Information-memory-concentration Test	IMCT	常识-记忆-注意测验
Global Deteriorate Scale	GDS	总体衰退量表
Behavioral pathology in Alzheimer's disease rating scale	BEHAVE-AD	阿尔茨海默病病理行为评分
The California Dementia Behavior Questionnaire	CDBQ	加利福尼亚痴呆行为问卷
Activities of Daily Living	ADL	日常生活能力量表

国际疾病分类第十版（ICD-10）分类：痴呆部分

F00　阿尔茨海默病性痴呆
F01　血管性痴呆
　　　F01.0　急性发作的血管性痴呆
　　　F01.1　多发脑梗塞性痴呆
　　　F01.2　皮层下血管性痴呆
　　　F01.3　混合型皮层和皮层下血管性痴呆
　　　F01.8　其他血管性痴呆
　　　F01.9　血管性痴呆，未特定
F02　其他疾病的痴呆
　　　F02.0　匹克病性痴呆
　　　F02.1　克雅病（Creutzfeldt-Jakob）性痴呆
　　　F02.2　亨廷顿病性痴呆
　　　F02.3　帕金森病性痴呆
　　　F02.4　人类免疫缺陷病毒病（HIV）性痴呆
　　　F02.8　其他特定疾病的痴呆

美国《精神障碍诊断统计手册第四版》（DSM-Ⅳ）分类：痴呆部分

290.XX　阿尔茨海默病
290.XX　血管性痴呆
294.1　脑外伤所致痴呆
294.1　帕金森（Parkinson）病所致痴呆
291.1　亨廷顿（Huntington）病所致痴呆
294.9　HIV病所致痴呆

294.1 匹克（Pick）病所致痴呆
294.1 克雅病（Creutzfeldt-Jakob）所致痴呆
294.1 物质和躯体疾病所致痴呆
294.8 其他痴呆

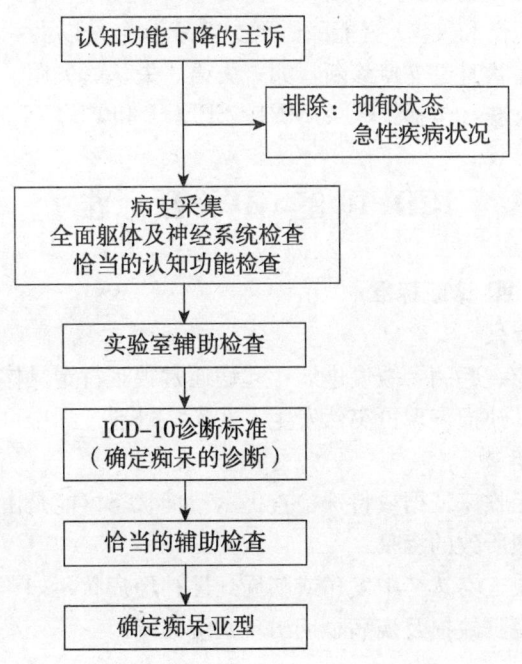

痴呆综合征诊断步骤

国际疾病分类第十版（ICD-10）痴呆诊断标准

（1）痴呆的证据及严重程度：①学习新事物发生障碍，严重者对以往的事情回忆有障碍，损害的内容可以是词语或非词语部分，不仅是根据病人的主诉，而且通过客观检查做出上述障碍的评价，根据下列标准分为轻、中和重度损害。轻度：记忆障碍涉及日常生活，但仍能独立生活。中度：较严重的记忆障碍，已影响到病人的独立生活，可伴有括约肌功能障碍。重度：严重的记忆障碍，完全需他人照顾，有明显的括约肌功能障碍。②通过病史及神经心理检查证实智能减退，思维和判断受到影响。

（2）在出现上述功能障碍的过程中，不伴有意识障碍或谵妄。

（3）可伴有情感、社会行为和主动性障碍。

（4）记忆和（或）智能障碍至少持续6个月以上，出现下列皮层损害症状时更支持诊断，如：失语、失认、失用。影像学出现相应的改变，包括：CT、MRI、SPECT 和 PET 等。

ICD-10 的 AD 诊断标准

F00 AD 诊断标准：

（1）痴呆

（2）隐袭起病，缓慢进展，起病通常很难肯定具体日期，但旁人发现其缺损表现可突然发生，在疾病进展过程中可出现一个相对稳定期。

（3）无临床证据或特殊检查提示精神状态可能是由于系统性或脑部疾病所致的痴呆。

（4）缺乏突然卒中发病或脑局灶性神经症状，如：偏瘫、感觉缺失、视野缺损及疾病早期出现共济失调。

F00.0 AD 早发型诊断标准：

起病于65岁前，症状发展迅速，病程早期即可出现多种高级皮层功能紊乱，如：失语、失读、失写、失用症，可有 AD 或 Down 氏综合征家族史。

F00.1 AD 晚发型诊断标准：

起病于 65 岁后，通常在 75 岁以后，病程进展缓慢，主要临床表现为记忆障碍。

F00.2 AD 不典型或混合型诊断标准：

痴呆不符合上述早发型与晚发型者归于此型。

AD 与多发梗塞性痴呆共存者包括在内。

DSM-Ⅳ 的 AD 诊断标准

A. 出现多种认知功能缺损，表现为：

1）记忆损害（学习新知识或回忆以往学得的知识或信息能力受损）。

2）下列一项或多项认知功能障碍：

a 失语（语言障碍）

b 失用（运动功能正常但不能执行有目的的活动）

c 失认（感觉功能正常，但不能识别或区分感知对象）

d 执行功能障碍（包括计划、组织、推理、抽象能力损害）

B. A1 和 A2 项的认知缺陷导致明显的社会或职业功能损害，并且显著低于先前的功能水平。

C. 缓慢起病，认知功能进行性下降。

D. 排除其他中枢神经系统疾病、躯体疾病和物质滥用所致的痴呆。

E. 认知功能缺陷不是发生在谵妄期。

F. 认知障碍不能以轴Ⅰ的精神障碍解释。

CCMD-3 的 AD 诊断标准

00 AD

【症状标准】

（1）符合器质性精神障碍的诊断标准。

（2）全面性智能损害。

（3）无突然的卒中样发作，疾病早期无局灶性神经系统损害的体征。

（4）无临床或特殊检查提示智能损害是由其他躯体或脑的疾病所致。

（5）下列特征可支持诊断，但不是必备条件：①高级皮层功能受损，可有失语、失认或失用；②淡漠、缺乏主动性活动，或易激惹和社交行为失控；③晚期重症病例可能出现帕金森症状和癫痫发作；④躯体、神经系统或实验室检查证明有脑萎缩。

（6）尸解或神经病理学检查有助诊断。

【严重标准】日常生活和社会功能明显受损。

【病程标准】起病缓慢，病情发展虽可暂停，但难以逆转。

【排除标准】排除脑血管疾病等其他脑器质性病变所致智能损害、抑郁症等精神障碍所致的假性痴呆、精神发育迟滞、或老年人良性健忘症。

00.1　AD老年前期型诊断标准：

（1）符合AD的诊断标准，发病年龄小于65岁。

（2）有颞叶、顶叶或额叶受损的证据，除记忆损害外，可较早产生失语（遗忘性或感觉性）、失写、失读、失算或失用等症状。

（3）发病较急，呈进行性发展。

00.2　AD老年期型诊断标准：

（1）符合AD的诊断标准，发病在65岁以后。

（2）以记忆损害为主的全面智能损害。

（3）潜隐起病，呈非常缓慢的进行性发展。

00.3　AD非典型或混合型诊断标准：

（1）符合AD的诊断标准。

(2) 临床表现不典型，如：65 岁以后起病却具有老年前期型临床特征或同时符合脑血管病所致痴呆的诊断标准，但又难以作出并列诊断者。

00.9　AD 其他型诊断标准：
符合 AD 的诊断标准，但不完全符合上述 3 型的诊断标准。

NINCDS-ADRDA 的 AD 诊断标准

Ⅰ　可能的（probable）AD 诊断标准：
1) 通过临床检查、痴呆量表检查和神经心理测验证实为痴呆；
2) 一种或多种认知功能的缺损；
3) 记忆或其他认知功能的进行性恶化；
4) 无意识障碍；
5) 发病年龄在 40～90 岁之间，常见于 65 岁后；
6) 无能够引起记忆和认知功能进行性缺损的系统疾病或大脑疾病。

Ⅱ　排除其他痴呆原因后，支持可能的 AD 诊断的临床特点：
1) 特征性的认知功能如语言（失语）、运动技能（失用）和感知能力（失认）进行性恶化；
2) 日常生活能力受损，行为方式改变；
3) 有类似疾病的家族史，尤其是经病理证实的家族史；
4) 实验室检查：常规脑脊液检查正常；EEG 正常或无特异性改变；CT 随访观察有脑萎缩的证据。

Ⅲ　排除其他痴呆原因后，支持可能的 AD 诊断的其他临床特点：
1) 在进展性病程中出现平台期；
2) 有些病人，特点是在晚期，出现神经系统异常，包括运

动体征和肌张力增加、肌阵挛或步态异常;

3) 疾病晚期出现癫痫;

4) CT 正常(与年龄相符)。

Ⅳ 使可能的 AD 诊断不肯定或不可能的临床特点:

1) 突然起病;

2) 病程早期出现局灶性神经系统体征,如:偏瘫、感觉障碍、视野缺损;

3) 癫痫发作或步态异常在发病时或病程早期出现。

Ⅴ 可考虑的 AD 诊断标准:

1) 可在痴呆症状群的基础上诊断,无足以导致痴呆的神经系统疾病、精神或系统性疾病。起病方式、临床表现或病程表现多样;

2) 可存在足以导致痴呆的继发性系统性或脑部疾病的情况下诊断,但病人的痴呆被认为不是这些疾病所致;

3) 在研究中,个别被确定为严重逐渐进行性认知功能缺损而又找不到其他原因时可考虑使用此标准。

Ⅵ 肯定的 AD 诊断标准:

1) 符合可能的 AD 诊断标准;

2) 具有活检或尸检的病理证据。

ICD-10 的 VaD 诊断标准

(1) 符合痴呆标准。

(2) 高级认知功能损害分布不均,某些受影响,另一些相对保存。也许记忆受损极显著,而思维、推理和信息处理只是受轻微的影响。

(3) 表现出下列至少一种局灶性脑损伤的临床证据:①单侧肢体痉挛性肌力减弱;②单侧腱反射亢进;③深反射亢进;④假性球麻痹。

(4) 根据病史、检查或化验，有证据表明存在明显的脑血管病，并且有理由相信此病与痴呆的发生有病因学的联系（如卒中史，脑梗死）。

DSM-IV 的 VaD 诊断标准

A. 发生多方面认知损害，表现为以下两者：
1) 记忆缺损（不能学习新信息或不能回忆以前所学到的信息）。
2) 至少下列认知障碍之一：
a 失语
b 失用（虽然运动功能没有问题，但不能执行动作）
c 失认（虽然感觉功能没有问题，但不能认识或识别物体）
d 执行功能障碍（例如：计划、组织、推理、抽象等）
B. A1 和 A2 项的认知功能缺陷导致明显的社会或职业功能损害，并且显著低于先前的功能水平。
C. 具有脑血管病的局灶性神经系统症状和体征或实验室检查的证据，可以判定它们与认知功能缺陷在病因学上相关。
D. 认知功能缺损不是发生在谵妄期。

NINDS-AIREN 的 VaD 诊断标准

临床很可能的血管性痴呆诊断标准：
Ⅰ 通过临床及神经心理学检查有充分证据表明有痴呆。
Ⅱ 有脑血管性疾病：
a) 临床证明有脑血管病所引起的局灶性体征，如：偏瘫、中枢性舌瘫、病理征、偏身失认、构音障碍等。
b) 脑影像学检查有脑血管疾病的依据，包括以下至少一项：
1) 多发性大血管梗死；

2）单一的关键部位梗死；

3）多发性基底节和白质腔隙性梗死；

4）广泛性白质病损。

Ⅲ 通过以下两点中之一点可判定痴呆与脑血管病有关：

1）痴呆在一次可辨认的中风后3个月内发病；

2）认知功能突然恶化或认知功能缺陷波动性、阶梯性进展。

临床支持很可能的血管性痴呆的临床表现：

Ⅰ 早期存在步态不稳；

Ⅱ 不能用其他原因解释的多次摔倒史；

Ⅲ 早期出现尿急、尿频及其他泌尿系统症状，且不能用泌尿系统疾病来解释；

Ⅳ 假性球麻痹；

Ⅴ 人格和精神状态改变：意志缺乏、抑郁、情感改变及其他皮层下功能损害，包括：精神运动迟缓和运用障碍。

不支持血管性痴呆诊断标准：

1. 早期发现的记忆力损害，且进行性加重，同时伴有其他认知功能障碍，且神经影像学上缺乏相应的病灶；

2. 缺乏局灶性神经系统体征；

3. CT或MRI无脑血管病损害的表现。

临床疑诊血管性痴呆标准：

1. 有痴呆表现及神经系统局灶体征，但影像学上无肯定的脑血管病表现；

2. 痴呆脑卒中之间缺乏明显的相互关系；

3. 隐匿性起病，认知功能损害呈平台样过程，且有相应的脑血管病证据。

确定血管性痴呆诊断标准：

1. 符合临床很可能诊断为血管性痴呆标准；

2. 脑活检或尸检的病理证实有脑血管病的病理改变；

3. 无病理性神经原纤维缠结及老年斑；

4. 无其他可导致痴呆病理改变的病因。

亚型：为研究方便，依据临床、影像学及病理学特点，血管性痴呆可分为下列几型：皮层型、皮层下型、Binswanger 病及丘脑痴呆。

画钟测验

4 分法：

要求病人在白纸上独立画出一个钟，并标出指定的时间（例如 9 点 15 分），受检老人要在 10 分钟内完成。CDT 的计分方法有多种，目前国际上普遍采用 4 分法计分：画出闭锁的圆（表盘），1 分；将数字安置在表盘上的正确位置，1 分；表盘上 12 个数字正确，1 分；将指针安置在正确的位置，1 分。3~4 分表明认知水平正常，0~2 分则表明认知水平下降。CDT 看似简单，完成它却需要很多认知过程参与。本测验的文化相关性很小，不管是什么语言，什么文化程度，只要能够听懂简单的提示语，都能按要求画出钟来。

7 分法：

给被试一张空白的纸和笔

指导语："我想让你画一个钟的面子，要有所有的数字"

当被试者画好钟面时

指导语："现在画指针，画 3 点 40 分"

画钟测验评分表：满足条件时得 1 分

(1) ＿＿＿＿只有 12 个数字都有时才能得分

* 1~12 之间数字不全，错误

* 1~12 以外的数字，错误

* 不相关的数字，如 20，错误

(2) ＿＿＿＿所有数字的顺序正确

* 数字必须是越来越大

(3) ＿＿＿＿所有数字位置正确

* 把钟分为四个区域,每区有3个数字

* 每区中数字正确(如1,2,3在右上区域)

(4) _____ 要有二个指针

* 必须是指针,如为破折号或圆圈数字算错

(5) _____ 时针指向"4"

* 必须接近"4",而不是其他数字

(6) _____ 分针正确

* 分针必须是接近"8",而不是其他数字

(7) _____ 时针、分针比例恰当(时针比分针短)

* 病人可能会说"这个(时针)短一点"

最高分"7分"

总体衰退量表(GDS)

第一级 无认知 功能减 退	无主观叙述记忆不好,临床检查无记忆缺损的证据
第二级 非常轻 微的认 知功能 减退	自己抱怨记忆不好,通常表现为以下方面:(a)忘记熟悉的东西放在什么地方;(b)忘记以前熟人的名字,临床检查无记忆缺损的客观证据。就业或社交场合无客观的功能缺陷,对症状的关心恰当
第三级 轻度认 知功能 减退	最早而明确的认知功能缺陷。存在下述2项或更多的表现:(a)病人到不熟悉的地方可能迷路;(b)同事注意到病人的工作能力相对减退;(c)家人发现病人回忆词汇和名字困难;(d)阅读一篇文章或一本书后,记住的东西甚少;(e)记忆新认识的人的名字的能力减退;(f)可能遗失贵重物品或放错地方;(g)临床检查有注意力损害的证据,只有深入检查才能获得记忆损害的客观证据,从事的工作及社交能力减退。病人开始出现否认,伴有轻、中度焦虑症状

续表

第四级 中度认 知功能 减退	仔细的临床检查有明显的认知功能缺陷，其表现有以下方面：（a）对目前和最近的事件的知识减少；（b）可表现对个人经历的记忆缺损；（c）从做连续减法可发现注意力减退；（d）旅行、处理钱财等能力减退。常无以下3方面的损害：（a）时间和人物定向；（b）识别熟人和熟面孔；（c）到熟悉的地方旅行的能力 不能完成复杂的工作，心理防御机制中的否认显得突出，情感平淡，回避竞争
第五级 重度认 知功能 减退	病人的生活需要照顾，检查时病人不能回忆与目前生活密切相关的事情，例如：住址，使用了多年的电话号码，亲近家属的名字（如：孙子的名字），所上高中和大学的名字 常有时间（日期，星期几，季节等）或地点定向障碍。受过教育的人，可能做40连续减4或20连续减2也有困难。在此阶段，尚保留一些与自己或他人有关的重要事件的知识。知道自己的名字，通常也知道配偶和儿女的名字。吃饭及大、小便无需帮助，但不少的病人不知道挑选合适的衣服穿
第六级 严重认 知功能 减退	可能偶尔忘记病人赖以生存的配偶的名字，最近的经历和事件大部分忘记。保留一些过去经历的知识，但为数甚少。通常不能认识周围环境，不知道年份、季节等。做10以内的加减法可能有困难。日常生活需要照顾，如：可有大小便失禁，外出需要帮助，偶尔能到熟悉的地方去。日夜节律紊乱。几乎总是能记起自己的名字。常常能区分周围的熟人与生人 出现人格和情绪改变，这些变化颇不稳定，包括：（a）妄想性行为，如：责备配偶是骗子，与想象中的人物谈话，或与镜子中的自我谈话；（b）强迫症状，如：可能不断重复简单的清洗动作；（c）焦虑症状，激越，甚至出现以往从未有过的暴力行为；（d）认知性意志减退，如：因不能长久保持一种想法以决定有目的的行为，致使意志能力丧失
第七级 极严重 认知功 能减退	丧失言语功能。常常不能说话，只有咕哝声。小便失禁。饮食及大、小便需帮助料理。丧失基本的精神性运动技能，如：不能走路，大脑似乎再也不能指挥躯体 常出现广泛的皮层性神经系统症状和体征

CDR 临床痴呆分级量表

	健康 CDR=0	可疑痴呆 CDR=0.5	轻度痴呆 CDR=1	中度痴呆 CDR=2	重度痴呆 CDR=3
记忆	无记忆缺失或轻微非持续性的遗忘	轻度持续性遗忘；对事件的部分回忆；"良性遗忘"	中度记忆缺失；近事遗忘为甚；干扰日常活动	严重记忆缺失，只保留高度强化学习的内容，新内容忘掉快	严重记忆缺失，只有片段残留
定向	定向完全		时间关系判定有些困难；检查时地点和人物定向好；可有地理失定向	通常时间失定向；常有地点失定向	只能人物定向
判断及解决问题	解决日常问题良好；有关过去的行为判断良好	解决问题、相似性、相异性方面仅有可疑损害	处理复杂问题时有中度困难；社会判断力通常保持	处理问题、相似性、相异性方面有严重损害；社会判断力通常受损	不能作出判断或解决问题
社区事务	在工作、购物、商业和经济事物、志愿工作和社会群体中有普通水平的独立活动能力	在这些活动中如有任何损害，仅仅是可疑的或轻微的	尽管仍可能参加这些活动，但不能独立活动；在普通人看来仍可能表现正常	不参加家庭以外的活动	
家庭生活及爱好	家庭生活、爱好、智力兴趣保持良好	家庭生活、爱好、智力兴趣保持良好或仅有轻微损害	家庭生活有轻度但肯定的损害；放弃较困难的家务；放弃较复杂的爱好和兴趣	只能做简单的杂务；非常有限的兴趣，不能持续	在家中自己的房间外无有意义的活动
个人料理	完全能够自我料理			有时需要督促	穿衣、卫生、保持个人外表上需要帮助	个人料理需要很多帮助；常不能保持

痴呆患者规范化治疗程序

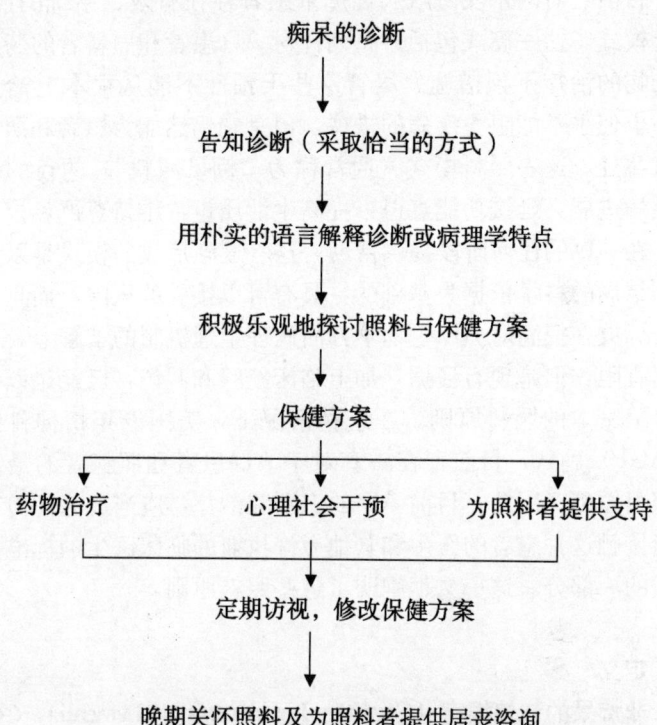

阿尔茨海默病保健原则的立场申明
（美国老年精神科协会，2006）

摘译自 Lyketsos CG, Colenda CC, Beck C, Blank K, Doraiswamy MP, Kalunian DA, and Yaffe K. Position Statement of the American Association for Geriatric Psychiatry Regarding Principles of Care for Patients With Dementia Resulting From Alzheimer Disease. American Journal of Geriatric Psychiatry 2006, 14: 561-573

观点

目前，对阿尔茨海默病性痴呆患者存在有效、系统的照料/治疗模式。这一模式包括一系列针对 AD 患者和照料者的药物和非药物的治疗干预措施。尽管这些干预并不能从根本上治愈疾病，也似乎不能阻止疾病的进展，但是它仍然能为患者和照料者带来益处。这一照料模式（通常称为"痴呆照料"）的目的是延缓疾病进展，延缓功能衰退，提高生活质量，维持尊严，控制症状，在 AD 的任何阶段提供帮助。这一逐渐形成的模式是以具有有利结局的科学依据为基础的，具有可以接受的风险，而且逐渐把目标放在提高对 AD 生物学方面病理生理机制的了解上。尽管证据有限，但是现有证据，加上临床经验和共识，已经足以产生一套最基本的照料原则。在这种情况下，美国老年精神科协会（AAGP）确认，目前存在一套对于 AD 患者和照料者的最基本的照料原则。因此，目前 AD 的识别和治疗，应当成为任何一个可能接触这种患者的医生和其他允许执业的临床医生的标准照料实践的一部分。这一文献阐明了这些照料原则。

定义

非痴呆的认知损害（Cognitive Impairment No Dementia，CIND）

一种由可测知的或明显的记忆或其他认知能力的下降构成的临床综合征，对日常功能没有明显影响，不符合 DSM-IV-TR 痴呆的诊断标准。

轻度认知损害（Mild Cognitive Impairment，MCI）

一种临床综合征，是一种可能是 AD 前驱期的以突出的遗忘症状为特征的 CIND 亚群。

痴呆

一种临床综合征，不完全是谵妄的结果，有包括记忆和一个其他认知领域受累的全面的认知下降，明显影响日常功能，符合

DSM-IV-TR 诊断标准。

阿尔茨海默病所致痴呆

痴呆最常见的类型，主要以皮层认知功能下降为特征，具有逐渐起病和进展的典型病程。

阿尔茨海默病

一种特殊的退行性脑部疾病，以老年斑、神经炎性缠结和进行性神经元缺失为特征，这些是 AD 的假定病因。

本立场声明的背景（略）

为什么现在发布该文件（略）

文件结构

本文件阐明了痴呆照料的一般原则，覆盖现有的所有治疗手段，药物的和非药物的，围绕以下关键的治疗角度来组织。

- AD 的对因治疗，特别针对当前所认识的疾病的病理生理机制；
- 对认知症状的对症治疗；
- 对其他神经精神症状的对症治疗；
- 以对患者的支持性照料为目的的干预和措施；
- 以对照料者的支持性保健为目的的干预和措施。

特别针对目前所认识的阿尔茨海默病病理生理机制的治疗

对目前所知的 AD 复杂的病理生理机制不在本文进行详细探讨。简单地说，对其病理生理机制的理解提示淀粉样前体蛋白（APP）异常代谢过程是起病的关键。在大脑神经元内这种蛋白通过 β-分泌酶途径的代谢最终导致不溶性物质的沉积，即 β-淀粉样斑块，最终引起突触缺失、神经元损伤、过度磷酸化的 tau 蛋白缠结形成和神经元凋亡。神经元系统的缺失导致多种神经递质的缺失，后者又导致疾病的认知症状、神经精神症状和功能损害症状的出现。这个过程在临床症状出现之前历时几年，甚至几十年时间。如果淀粉样蛋白假说正确,我们有理由认为这可能并非全部真相,对阿尔茨海默病理想的病因治疗是防止β-淀粉样斑块沉积或者预防这些斑块对突触和神经元的损害。沿着这个方向的有些治疗仍在研发中,有一些已处于早期人体试验阶段。最具前景的是减少毒性、不可溶性β-淀粉样蛋白生成的药物以及以期能从脑内清除β-淀粉样蛋白的被动和主动"免疫治疗"。

除了直接针对淀粉样蛋白沉积和清除,另一些因素已被认为是AD进展的"加速剂",其中一些也正在成为或已经考虑作为治疗目标。它们包括:
- 女性绝经后雌激素缺失;
- 炎性反应;
- 氧自由基;
- 脑血管疾病;
- 高胆固醇;
- 谷氨酸盐兴奋毒性。

雌激素替代疗法,合并和不合并黄体酮,已经被广泛研究用于治疗或预防阿尔茨海默痴呆。尽管流行病学研究和初期临床试验都有希望,但一些试验结论认为雌激素替代不能减缓痴呆的进展。一些流行病学研究表明,绝经后立即开始5~10年的雌激素替代可能延缓或预防几十年以后阿尔茨海默病的发生,但是这一假设很难被证实。就目前而言,雌激素不是AD恰当的治疗。

脑部炎症和AD的相关性引起了一些对抗炎治疗可能延缓AD痴呆进展假说的验证。几项流行病学研究提示,应用非甾体类抗炎药(NSAIDs)如布洛芬、消炎痛,与较低的AD发生风险有关。然而,长期应用有胃肠道出血和出现肾脏疾病的危险,而且现在的证据表明,NSAIDs与罕见的心血管毒性有关。迄今为止,关于泼尼松和NSAIDs的试验显示抗炎药物治疗对AD无效。目前抗炎药物不推荐用于AD的治疗,而且也不应该为此目的应用。

氧自由基与 AD 的关系已提出了一个问题：抗氧化剂治疗 AD 是否合理。流行病学证据支持维生素 E，也许合并维生素 C，可能预防 AD 的观点。而且，已经有一项随机试验证明 2000 IU/d 高剂量的维生素 E 可能延缓 AD 患者的功能下降。然而，这一试验存在方法学的弱点，使它的结果缺乏说服力。尽管如此，美国精神科学会和美国神经科学会的 AD 治疗指南都推荐考虑高剂量维生素 E 作为治疗选择。这个建议受到最近研究结果的质疑，研究结果显示维生素 E 治疗并不能延缓被认为是阿尔茨海默痴呆临床前驱阶段的 MCI 向 AD 的进展，而且一项荟萃分析结果显示高剂量维生素 E 增加老年人的死亡率。尽管维生素 E 可能仍然是 AD 的一个治疗选择，但是，由于考虑到死亡率问题，尽管死亡率很小，或许仍然应该避免使用 400 IU/d 以上的剂量。

正如一些试验显示的那样，非处方药抗氧化剂银杏叶提取物，和它公认的活性形式 EGB，应用 120 mg/d 或更高的剂量，可能在治疗痴呆上有一定疗效。但是疗效可能很小，而且在缺乏对纯度的多方面测试和详细的生产监督的情况下长期使用非处方物质，已经引起对安全的关注。因此，一般而言，银杏制剂不推荐用于 AD 的治疗。

目前强有力的证据表明，脑血管疾病通过两种方式在阿尔茨海默痴呆的进展中起作用。第一，脑血管疾病可能加重脑内已经出现的阿尔茨海默病理改变引起的痴呆的认知损害。无须奇怪，因为两种病理过程一定会加重痴呆临床综合征。第二，可能是通过加速淀粉样蛋白沉积和增加淀粉样蛋白对突触和神经元的毒性，脑血管疾病已经被看做阿尔茨海默病理改变形成的一个因素。因此，对有明显脑血管病危险因素的患者，控制脑血管病及其相关危险因素是目前 AD 治疗的一部分。控制高血压是其中很重要的成分。对于控制的水平存在一些争议，但是至少有一项临床试验显示收缩压维持在 140 mmHg 以下与痴呆进展较缓慢有关。治疗高胆固醇血症、同型半胱氨酸血症和高血糖症是其中的另一方面。因此，对痴呆患者的治疗应该包括监测血压、血糖、胆固醇和同型半胱氨酸水平，在有需要的时候，开始和调整适当的干预措施。对 AD 合并重大脑血管疾病的患者，进行低剂量阿司匹林治疗，或者适当考虑给予其他类型的抗凝治疗，可能预防痴呆的恶化。

有证据显示高胆固醇水平和 APP 代谢与 AD 的发生风险之间的联系。载脂蛋白 Eε-4 等位基因与中枢神经系统（CNS）神经元中胆固醇的分布有关。尽管胆固醇影响 Aβ1-42 生成的确切机制尚不清楚，许多回顾性观察研究发现，长期使用 3-羟基-3-甲基戊二酰辅酶 A 还原酶抑制剂（他汀类）与发生 AD 的风险性下降相关。然而，一项随机对照试验，在有心血管疾病危险因素的老年人中应用普伐他汀 3 年，未表现出对认知功能的明显作用。尽管羟甲基戊二酰辅酶 A（HMG-CoA）还原酶抑制剂（"他汀类"）可能有希望预防 AD，但是目前资料表明，除了用于降低血浆胆固醇水平外，并未指明可用于 AD 的治疗。

谷氨酸盐是中枢神经系统主要的兴奋性神经递质。谷氨酸盐兴奋毒性与 AD 的发病机理有关。受损或濒死的产生谷氨酸盐的神经元，在一定条件下释放大量谷氨酸盐到突触间隙，导致与它们有突触联系的下游神经元中毒和死亡。细胞外谷氨酸盐的增多会增加 N-甲基-D-天冬氨酸（NMDA）受体活性，而增加细胞内 Ca^{++} 积聚。细胞内 Ca^{++} 的增多又激活一系列细胞内系统，例如 caspase 系统，导致细胞死亡。美金刚是一种 NMDA 非竞争性拮抗剂，保护细胞免受谷氨酸盐激活的兴奋毒性作用。尽管一项研究采用了末次观察前推法的意向性治疗分析，发现安慰剂和美金刚之间无差异，但两项随机对照试验报道了美金刚对重度痴呆临床总体印象变化的评分和行为量表评分有改善。最近一项为期 6 个月的随机试验发现，美金刚-多奈哌齐联合治疗重度 AD 疗效优于单用多奈哌齐。目前，安全性很好，这也表明，美金刚可以安全地与多奈哌齐等胆碱酯酶抑制剂合用。尽管可用于分析的资料有限，但最近对中重度AD中美金刚的药物经济学分析得出结论，在这个阶段及时应用美金刚是有成本效益的治疗。由于作用机理、临床试验和经济学数据，美金刚被指定用于中重度AD的治疗，而且在较轻度痴呆的早期应用可能是合理的。根据这个观点，与患者探讨使用美金刚的利弊，是目前中重度AD患者保健的一部分。

对认知症状的对症治疗

与AD有关的最早的病理发现之一是基底神经节神经元的缺失，这一区域是向皮层胆碱能神经传递的主要起始部位。尽管由于淀粉样蛋白假说，AD的胆碱能假说已经失去优势，但是克服AD的胆碱能缺陷仍然是对疾病认知症状的主流治疗方法。许多证据表明，乙酰胆碱（ACh）神经传递在正常的记忆功能中非常重要。乙酰胆碱抑制剂，如阿托品，或降低乙酰胆碱水平的疾病，如AD，都会导致记忆下降。

采用的增加患病脑中乙酰胆碱水平的方法包括提供化学前体物质来增加乙酰胆碱的生成、直接兴奋ACh受体或延缓自然生成的ACh的分解。直接给予ACh是不可行的，因为ACh在体内存活时间短暂。乙酰胆碱前体如胆碱和卵磷脂被大脑神经元摄取，生成更多的ACh，然而它们在记忆障碍或AD的治疗中无效。直接兴奋突触后胆碱能受体（通过烟碱或毒蕈碱激动剂）的方法仍然在研究中，但是由于安全问题和有限的疗效，这种方法还没有显示出太多前景。最成功的方法是减少乙酰胆碱的自然降解（分解）。乙酰胆碱通过乙酰胆碱酯酶（AChE）降解，后者游离在脑组织神经元细胞外。抑制AChE可以减少乙酰胆碱降解而增加其水平。

美国食品和药品管理局（FDA）批准了4种药物用于AD的治疗：他克林、多奈哌齐、卡巴拉汀和加兰他敏。另外，石杉碱甲，一种非处方"保健药"，表现出胆碱酯酶活性，在一些临床试验中治疗 AD 的认知症状可能有效。然而，石杉碱甲这一方面的用途没有经过足够的验证，由于有可选药物，石杉碱甲在可能的治疗方法中排位并不高。

FDA 批准的 4 个胆碱酯酶抑制剂（CEIs）中，不应该使用他克林，由于已有其他药物可供选择，它需要复杂的剂量滴定，而且有相关的发生肝脏毒性的风险。

许多为期 3~6 个月的对照试验报道，CEIs 能够改善或延缓轻中度 AD 的认知下降，改善总体功能（与安慰剂比较）。关于这些药物的长期疗效，一项为期 12 个月的研究，主要疗效指标恰恰未达显著性水平，而已报道的开放研究又存在偏倚问题，因此需要开展可靠的长期对照试验。多奈哌齐的一项研究（称为"AD2000"）中，在 36 个月时未发现明显认知或功能的改善，但是由于研究设计和取样的问题，这些结果还存在争议。一些初步数据显示 CEIs 可能也能够推迟入住护理机构，降低照料者应激，并产生经济学利益。

在极轻度或更严重的 AD 患者中，CEIs 的好处充分论证得还很不够。一项在中重度 AD 中进行的为期 6 个月的多奈哌齐随机对照试验发现，在认知和总体功能方面，多奈哌齐都有明显益处。另一项极轻度 AD 的 6 个月随机对照试验报道，多奈哌齐对某些认知指标有明显改善作用，但是在总体评价上无改善。尚无卡巴拉汀或加兰他敏治疗极轻度或中重度 AD 的试验资料发表。

现有 CEIs 的直接对比研究（12~48 周）尚未发现疗效方面的一致性差异，尽管耐受性和脱落率方面存在一些差异。迄今为止，还没有直接对比这三种药物的长期试验结果发表，由独立机构来进行这样的研究将促进该领域发展。

单个患者的治疗获益可能很难判断，但最初可能表现为病情改善或稳定。这一领域的大多数临床医生和专家都认为，至少对一些患者来说，尽管是少数，CEIs 会带来显著临床改善。在更长期的一段时间,减缓认知和功能的下降是预期的获益。尽管对治疗试验的最短持续时间应该是多长仍然存在争议,但是对能够耐受的患者至少试用6个月(这是显示出治疗效果的主要试验的持续时间)的方案是合理的。

有证据显示,联合应用CEI和美金刚效果优于两种CEIs交替使用或合用,但还需要更多的资料。美金刚和CEIs都被批准用于中度AD的治疗,因此,临床医生可以根据使用方便性、患者的倾向、价格和安全性等因素选择用哪种药物开始治疗。在判断治疗反应时,临床医生始终应该从可靠的知情者处搜集信息,要考虑痴呆症状和躯体健康状况的波动,评价认知、功能和行为方面的变化。教育家属要有现实的治疗期望以提高依从性也是非常重要的。还应该提醒家属,突然地终止治疗有时会导致认知和行为问题的恶化。

CEIs是一类有强有力证据支持它们对轻中度AD认知症状具有一定疗效的药物,应该考虑将其作为所有没有禁忌证的这类患者治疗过程的一部分,只要对患者及其照料者进行细心的教育之后使用药物,并且在开始使用后要谨慎地进行获益-风险的持续性评估。

对其他神经精神症状的对症治疗

(一)一般方法

尽管认知缺陷是痴呆(包括AD)的临床特征,但是非认知的神经精神症状(NPS)几乎是普遍的,影响90%以上的AD患者,并且可影响痴呆的表现和进程。这些痴呆的NPS包括激越、攻击、妄想、幻觉、反复大叫和徘徊等。另外,情感障碍,被称为"阿尔茨海默病性抑郁"或"阿尔茨海默相关情感障碍",在痴呆的各种严重程度阶段影响多达50%的AD患者。NPS,尤其是行为障碍,在疾病的晚期阶段更为常见,与住院时间延长、增加入住护理机构以及照料者应激和抑郁有关。针对NPS

的干预，对患者、照料者和社会都有重大的积极影响。识别、处理和治疗各种类型的非认知神经精神症状是 AD 保健中很重要的一部分。在日常临床实践中可以通过与患者和照料者进行系统晤谈来高度可靠地识别 NPS，例如通过使用神经精神科问卷（NPI）或它的问卷版本——NPQ 来进行。

一旦发现一种非认知 NPS，一系列活动就成为痴呆保健的关键部分，包括：

（1）鉴别存在的是何种障碍，例如谵妄、情感淡漠、心境或情感障碍（"抑郁"）、精神病性障碍（幻觉、妄想）、单纯睡眠障碍、单纯的对抗照料或以上没有提到的特殊行为问题（如徘徊、不安、言语性激越或躯体攻击）。

（2）考虑可能的原因和待满足的需要。例如，如下一种或更多情况可能是造成 NPS 的原因：药物、躯体疾病（尤其是疼痛、便秘、脱水、尿路感染、上呼吸道感染或其他内科疾病）、认知症状、环境诱因、不精心的照料、未满足的躯体需要或未满足的心理需要。

（3）确定造成 NPS 的原因都已找出，并且基本的需要已经满足，然后再决定是否需要特殊的附加治疗。

（二）非药物干预

一旦 NPS 已经被确定和鉴别，并且已经找出造成 NPS 的原因，通常就需要针对性的量身定做的治疗。原则要求首先尝试非药物干预。这类干预通常由照料者来进行，可包括认知干预（重新定向；提示、线索、任务排序或提示）、调整环境（调节噪音水平、提供熟悉的物品、减少混乱或视觉干扰、使用图片提供线索）、改变活动要求（完成日常活动或日程计划、减少活动量和复杂性），或者人际交流方法（简化语言、使用或避免触摸、关注患者的意愿、兴趣和顾虑）。具体非药物治疗方法的选择应该根据患者的特征、照料者情况、治疗的可及性、NPS 的严重程度以及特定症状对特定治疗产生反应的可能性来进行。

最近一项系统的文献综述，找到了几种根据痴呆 NPS 治疗的对照试验结果看起来有效的非药物干预措施。以患者或照料者行为为中心的认知刺激、提高社会化程度（多半通过利用"成人日间照料"）或行为处理技术是最有效的治疗方法，疗效可能持续数月。对照料者进行的关于如何处理 NPS 的特殊教育有同样的效果，但是其他对照料者的干预却不一样。音乐疗法，使用 snoezelen 房间和可能的感官刺激是缓解激越的有用方法，能够在治疗期间减少 NPS，但是似乎没有长期效果。改变视觉环境，例如对徘徊的患者提供线索或视觉线索可能对一些患者起作用。治疗痴呆患者的临床医生应该熟悉这些技巧，或者学习使他们自己能够进行这些干预的相关知识，或者建立推荐给具有这些专业知识的临床医生的转诊资源。

（三）药物治疗

尽管尝试了非药物干预，但是处理非认知 NPS 经常需要专门针对这些症状的药物治疗。关于哪种药物用于哪种类型的症状还没有明确的标准。然而，保健原则要求，当其他方法无效时，但仍存在治疗需要，或当临床情况非常紧急，以致要求在其他方法可被恰当运用之前需要药物干预时，就要使用药物。一般来说，当 NPS 成为一个问题时，就需要进行药物治疗，例如出现如下情况时：对患者或照料者造成主观痛苦，妨碍功能或导致残疾，妨碍进行基本照料或者对患者自己或他人造成危险；特定的症状可能对药物敏感（尤其是对其他治疗形式无反应时）；症状的严重程度、症状造成的痛苦、残疾、妨碍照料、或者危险的程度已经超出一定界限；药物治疗的预期获益和已知风险之间的平衡能够被患者或代理决策者所接受。

药物治疗应该在有确定目标和密切监测下谨慎使用。某些一般处理方法可以考虑遵循最近提出的用法规则，其中提出药物是用于治疗谵妄的潜在原因，或引起痛苦的躯体症状，如疼痛、呼吸困难和便秘。如果患者没有用过 CEI 的话，对较轻的 NPS 开始使用一种 CEI 治疗也是合理的,因为这类药物耐受性好,而且对认知和功能可能有益处。对 CEIs 进行的试验一致报道这些药物对 NPS 有肯定的作用,尽管作用很小。但是,支持这个结论的数据来自于将 NPS 作为次级疗效指标的试验。

如果特殊的精神药物治疗用于处理 NPS,有两种合理途径:一是识别靶症状,然后选择已知能治疗患者所表现出的症状非常接近的症状的药物。例如,可以使用一种抗精神病药治疗精神病性症状或抗抑郁剂治疗焦虑症状,如反复大喊或踱步。尽管这种方法是凭直觉经验的,但是,尚未设计过随机临床试验来证实这种方法是有效的。

另一种方法是更以经验为基础的,以现有的证据和专家共识,并结合将副作用减至最小的目标作为指导。尽管有多种药物用于治疗 NPS,包括抗精神病药、抗抑郁剂,抗焦虑药、心境稳定剂、β-肾上腺素能受体阻滞剂和许多其他药物,但对于个别药物使用的依据有限。大部分非典型抗精神病药有一定的证据表明其治疗痴呆的某些 NPS 的疗效。最近有报道新一代非典型抗精神病药与一些罕见但严重的副作用有关,包括轻微地增加死亡的危险。典型抗精神病药例如氟哌啶醇也可能有效,但是考虑到副作用,而且它们也同样与轻微地增加死亡的危险有关,所以应该谨慎使用。对于这些不良反应,以危害所需数量为核心的分析必须与针对这些药物对患者和照料者的生活质量、生存情况和保健费用的影响的成本-效果和成本-效用分析结果来进行对比评价。其他种类的药物,例如选择性 5-羟色胺再摄取抑制剂(SSRIs)和抗惊厥剂类的"心境稳定剂"对 NPS 治疗试验的数据结果相互冲突。在这点上,很明显没有任何药物治疗 NPS 是"灵丹妙药",都只是有一定的治疗效果。

在缺乏特定证据证明个别药物有效性的情况下,如果非药物干预或 ChIs 无效,最好根据经验主义的方法,如依照最近的专家共识或已制定的治疗指南的推荐,使用一些其他精神药物治疗痴呆的 NPS。

根据最近 FDA 的"黑框警告",医生在考虑处方非典型抗精神病药物治疗 AD 患者的 NPS 时,应该与患者及其代理决策人讨论这种治疗潜在的风险和获益,尤其是存在脑血管疾病危险因素的患者。很重要的是要强调治疗痴呆的 NPS 的精神活性药物不应该无限期地持续使用,应该有规律地试图停药。可参阅最近 AAGP 关于这个问题的评述。

由于药物治疗 AD 患者 NPS 存在一定复杂性和风险,所以保健原则要求要认真考虑具有专业知识的老年精神科医生、老年病学家或神经科医生等专家参与到 AD 患者 NPS 的药物治疗中。

以对患者的支持性照料为目的的干预

(一) 一般方法

保健原则的一个关键部分包括为 AD 患者提供适当的支持性照料措施。患者个体所需要的特殊干预应该是按照他们所处的情况和环境量身定做,而且通常随 AD 相关认知与功能下降的进展而改变。治疗 AD 患者的临床医生应该熟悉和/或自己制定一些帮助他们系统地处理保健原则要求的支持性照料的要素清单(例如 Rabins 等提供的清单)。最起码,临床医生应该做好准备随时回顾这样的清单,并给予患者适当的支持性照料干预,或者环境可能提出要求时,把患者推荐给能够胜任这项工作的临床医生。

(二) 主要干预领域

以下是需要处理的问题的最基本清单。针对个别问题的具体方法的详细资料可以从多种来源获得,包括书籍、实践指南和阿尔茨海默病协会网站(www.alz.org)。

(1) 应该提出安全问题,尤其是关于驾车、独自生活、药物管理、环境危险、徘徊和跌倒的问题。能为照料者提供关于如何对 AD 患者的家居进行安全检验的书籍现在有很多。一种室内作业疗法评定，运用功能评定方法，例如运动和处理技巧评定（the Assessment of Motor and Process Skills，AMPS），能够提供有关照料需要的等级、药物管理和居家安全方面的信息。AD患者，尤其那些具有徘徊危险者，应该推荐他参加阿尔茨海默协会安全回家（the Alzheimer's Association Safe Return）或相似的活动。对更严重的痴呆患者，应该不断地来评估其跌倒的风险，并且应该考虑使用行走辅助工具或者物理治疗来防止跌倒。关于驾车问题，鉴于医生理解目前信息存在很大限制，也清楚当地适用的法律，临床医生可以提出合理的建议。各州机动车管理部门的要求也有所不同。研究结果表明，对所有AD患者，即使是轻度痴呆，都应该考虑不再继续驾车。对疾病进展已经不只痴呆早期阶段的患者，应该建议其停止驾车，而那些只有极早期表现的患者，应该推荐其由有资质的检查者进行驾驶操作评估，记录其在路考中受到限制。由于预期疾病会进展，临床医生应该每6个月重新评估患者痴呆的严重程度和是否继续驾车。

（2）应该安排患者的日常生活，最大限度地发挥他们现存的能力和功能。这种方法可以保持他们的尊严，使照料者生活轻松，并可能鼓励这些能力保持更长的时间。临床医生应该和照料者一起寻找能够把限制减至最小而得以残存能力最大限度发挥的设施与环境，例如保证患者营养和水分充足，有适当的社会交往，参加最低水平的活动，在完成日常生活活动中有支持系统，有良好的睡眠卫生。建立适宜环境可能是处理这方面照料问题的一种特定的方法。据此，应从以下层面控制周围环境，使客观环境要求与患者的认知和躯体能力之间达到平衡：①躯体：安排日常物品、环境的结构要素或环境的感觉方面；②任务：对日常事务的处理，包括交流、提示技巧和人与物之间相互作用的方式；③社交：对社会团体的组织、构成和相互作用方式的控制；④综合：对上述一项或多项的管理。

（3）应该密切监测躯体健康状况。共患躯体疾病是AD患者功能和认知损害的一个主要原因,与认知能力与功能加速下降有关。相对较轻的躯体疾病也会对 AD 患者产生重大影响。预防谵妄和躯体疾病的不良反应是痴呆保健的主要方面。临床医生应该促进一般健康保健,包括锻炼、每年一次的流感免疫、牙齿卫生、必要的感觉辅助器和良好的排便习惯,在疾病的更晚期阶段,注意基本需求,例如营养、水分和皮肤护理。通过保证患者有一个能够留心 AD 患者保健中出现的具体问题的好的初级保健医生,以上这些就可以最好地实现。

(4) 晚期照料计划和预先指示。由于预期患者会丧失决策能力,必须有财产遗嘱、晚期指导和卫生保健持久代理权来延展患者的自主决策。需要更多的循证医学研究来帮助确定对痴呆患者对临床保健和参与研究的知情同意能力进行各种评估的益处。应该全力鼓励所有保留能力的患者完成对医疗保健和住院安置的预先指示,并要告知他们不这样做的不良后果。在后期阶段,是否进行诸如胃造口术和静脉补液之类的延长生命的方法的决定,应该尊重患者的预先指示和代理决策者的参与意见。

以对家庭照料者的支持性保健为目的的干预和措施

(一) 一般方法

保健原则的一个关键部分包括对 AD 患者家属和其他非正式照料者提供适当的支持。对照试验已经表明这类干预能提高患者和照料者的生活质量,对居家照料来说,可以延缓入住专门机构。照料者个体所需要的特殊干预应该是特定于他们所处的情况和环境的,并且随着他们所照料的患者认知与功能下降的进展而改变。照料 AD 患者的临床医生应该熟悉和/或自己制定一些清单,帮助他们系统地处理保健原则要求的为照料者提供的支持性保健内容。最起码,临床医生应该做好准备随时回顾这样的清单,并给予适当的支持性保健,或者当情况需要时,把患者推荐给能够胜任这项工作的临床医生。

(二) 主要干预领域

以下是需要处理的问题的最基本清单。针对个别问题的具体方法的详细资料可以从多种渠道获得,包括书籍、实践指南和阿尔茨海默病协会网站(www.alz.org)。

(1) 教育照料者。主要的教育内容包括痴呆、AD、认知损害、非认知性功能和神经精神症状、如何进行诊断、预后、治疗选择和支持性保健。一个非常重要的主题是对待患者的态度以及照料者角色的变化,从他们原本一名家庭成员的身份变成了一名照料者。另一个重要的教育内容包括教会照料者如何避免与患者争论,以及如何使他们只作出适合于患者当前认知能力水平的决定。帮助照料者识别患者的症状中哪些是由于脑损伤引起,哪些可能有其他原因,这也是教育程序的一个重要目的。见多识广的照料者有最佳的知识储备来处理 AD 患者出现的问题。照料者需要多少教育内容取决于他们在照料情境中的角色、他们学会处理非常复杂处境的能力以及他们的兴趣。由于大部分痴呆是进展性的,所以教育的需求也随时间而变化。而且,照料者理解、学习和接受信息的能力也可能随着时间发生变化。大部分人在一次倾听中只能够吸收那么多信息,他们的学习能力可能受情感状态的影响。照料者通过不同的方法学习。一些人通过听学得最好,另一些人通过读,大多数通过重复。书面资料对很多人有帮助,一些组织,包括阿尔茨海默病协会(www.alz.org),提供了一些具体问题的非常好的小册子。

(2) 教授解决问题的技巧。痴呆患者会出现许多他们自己和照料者以前没有遇到过的问题。解决问题的常识常常是有效的。即使解决问题时这些办法只是部分成功,但它们能给患者和照料者提供巨大的支持。将注意力集中于解决问题常识的一个益处在于,大多数个体能够学习这些原则,并且当新问题出现时能运用这些原则。尽管如此,照料者在面对具体情况时常对解决问题的方法不熟练或应用时有困难。通过角色扮演或详细的面对面指导来教会照料者如何解决问题是对照料者提供帮助的一个关键而且非常有效的方面。

(3) 利用资源。帮助照料者利用资源是痴呆保健的一个关键部分。帮助他们在家庭中找到替代照料者是重要的第一步。在需要和适当的时候，可能有必要推荐他们去当地阿尔茨海默病协会的地方分会或支持团体。患者的情况造成任何危机时，能在任何时候得到初级保健医生的处理，这是良好的痴呆保健的一个重要方面。其他重要的资源可以是老年保健代理人、康复治疗师（职业治疗师、物理治疗师、言语治疗师）、社工、老年"保健管理者"和其他资源。

(4) 长程计划。必须鼓励照料者在财务问题、生活帮助或入住专门机构的计划、预先指示和处理晚期痴呆保健等方面制定尽可能多的长程计划。从计划的角度来看这是很重要的，而且如此重要以至于可能用最深思熟虑的方式作出很困难的决定。

(5) 情感支持。应该鼓励照料者注意自己身体健康和精神健康的需要，为他们解决家庭冲突提供帮助，安排咨询和精神健康或身体健康评估，以及在适当的时候给予情感支持让他们"通风换气"，表达他们的挫折感。

(6) 短期休息。几乎所有照料者最终都需要短期脱离照料事务。临床医生应该仔细监测照料紧张的表现，尽可能早地考虑短期休息。当照料者已经明显变得要被压垮时，应该尽可能鼓励并强烈建议短期休息。患者诊断后及早安排这一阶段，为照料者将来可能有短暂休息的需要做好准备也是非常重要的。更加严重的AD患者经常变得非常依赖于他们的照料者，可能成为照料者的"影子"。这可能是非常普遍的现象，可以通过在疾病的早期就开始短暂休息，谨慎地介绍其他照料者来很好地预防。有许多短期休息的选择，包括利用其他家庭或非正式的照料者、成人日间照料、职业照料者、周末（或更长时间）入住辅助生活机构，和其他方法。临床医生应该做好准备提出建议和给予适当的推荐。

关于改善亚洲痴呆患者生活质量的共识

摘译自 Chiu H and Chiu E. Dementia Care in Asia. *International Psychogeriatrics*, 2005, 17: 1-2

该共识通过以下机构认同:
——世界精神病学协会老年精神病学部
——国际老年精神病学协会
——环太平洋地区精神科医师学会

绪论

(一) 人口统计学动因

2000年,在全世界60.8亿人口中,57%是亚洲人。预计亚洲人口老化从1960~2020年,65岁及其以上人群将从4.2%翻倍至8.8%。这将导致痴呆人群的激增,因为年龄是痴呆的主要危险因素。

到2025年,预计痴呆人数将达到3400万,其中亚洲大约有2000万。

但是,痴呆保健的基本设施和规划的发展、将痴呆视为疾病的意识,以及决策者对痴呆的迫切期望,都与痴呆人群的增长不符。

亚洲医生发现的一些主要问题包括:
(1) 在很多国家对于痴呆人群的健康和社会福利方面还存在政策空白。
(2) 人力和财力资源通常不能应对痴呆人数的快速增长。
(3) 专业照料者的培训不充分,非专业照料者缺乏支持。
(4) 在很多国家,快速城市化和社会变革使家庭单位发生重大重构,导致老人和痴呆人群缺少家庭支持。

改善亚洲痴呆人群生活质量共识项目（QoLDEM）的形成

出于亚洲人口统计学动因和对痴呆影响相关的重大问题的认可，举办亚洲痴呆保健领域领导者共识会议的项目应运而生。

这一项目得到了三个国际组织的认同：世界精神病学协会老年精神病学部，国际老年精神病学协会和环太平洋地区精神科医师学会。

本项目得到卫材人类健康保健公司的财力支持。

赛马会耆智中心，一个由香港赛马会资助、香港中文大学运作的痴呆中心承担这一共识项目的主办方。

2004年4月29日，首次共识会议在香港沙田的沙田赛马俱乐部举行。会上，来自中国、日本、印度尼西亚、韩国、新加坡、马来西亚、菲律宾和泰国的与会者为了共识的发展而努力。每个国家准备一个纲要给小组，然后口头提出观点。小组权衡这些观点并拟定初稿，初稿在2004年5月通过电子交流接受进一步的改进。终稿于2004年7月完成。

这是一个三年计划。预期在2005年，共识会议的工作方向是提出一系列详细的保健方针。该详细的保健方针既有本区域的共同核心要素，又包括各国特异性。也将制定保健质量的标准，以确保不同水平的保健都能促进痴呆患者的生活质量。

2006年，QoLDEM顾问成员将讨论并制定生活质量的结局指标，以及评估痴呆保健服务和操作的关键操作指标。

痴呆患者的生活质量的定义

QoLDEM组采用Lawton（1994）和WHO QOL工作组的描述作为框架以指导其思路。

Lawton描述了4个方面——行为能力、环境、心理康乐和自觉生活质量。

WHO QOL组将生活质量定义为个人对他们生活的文化和

价值系统中与其目标、期望、标准和关注相关的。

生活质量是一个多元概念，包括6个方面：躯体方面、心理方面、独立水平、社会关系、环境和精神/宗教/个人信仰。

重要的生活质量领域

可以用痴呆的路径来分期描述全面的与健康相关的生活质量。这路径始于痴呆前期，渐到轻度认知损害、早期痴呆、中度痴呆和严重痴呆，最后是生命终末期。

痴呆患者的保健质量会加强并有助于不同阶段的所有生活质量方面的成就。

在痴呆的路径中，什么能促进生活质量

（一）痴呆前期

主要有利因素是通过在健康的生活方式中良好生活而健康的老化，其中包括健康平衡的膳食、锻炼、有意义的社交活动和低生活压力。

除此之外，减少患病的可能会非常有利于生活质量。

用以赢得高质量生活的策略包括：减少贫穷，提高教育，财政保障，健康居住环境。健康促进、健康维护和卫生保健质量规划和合理传递的作用很重要。此外，在这一阶段由健康促进家庭价值、满意的友谊和娱乐追求等所支持，精神生活（生活的意义）的增强，引发生活满意，被看做是很有价值的。通过参与生活中持久学习而建立的老年有用感会有助于认知功能的保持和生活享受。

（二）轻度认知损害阶段

在此阶段，早期发现和负责的、积极的随访工作并结合合适的、及时的干预是重要的。有效的药物和非药物治疗的进一步应用很可能起到重要的作用。

非药物生活质量要素包括：最适智力活动如阅读，玩游戏如象棋、纸牌、麻将、书法、Bingo、击鼓和其他娱乐活动。

在合法接受的地方，对轻度认知损害进行登记也许可以促进积极的随访工作。

促进公众对轻度认知损害的意识项目、为社区和卫生保健专业人员提供了积极的信息，都将支持这一策略。

在这一时期应该更积极地减少痴呆的危险因素，如高血压、高血脂、吸烟、糖尿病、肥胖、血管疾病等血管性因素，重度饮酒，服用抗氧化剂和共患精神疾病（如抑郁）的治疗都是该策略的一部分。

有必要开展可能的干预的研究活动和制定饮食和补充方针。

与消费者群体一起工作将提供一个协作平台。哪里没有轻度认知损害患者的消费群体，就应该积极组建这样的群体。

（三）早期痴呆

在早期痴呆阶段，生活质量最重要的就是早期识别、诊断和治疗。为此，初级保健医师的教育和专业医师一样至关重要。

所有国家都有经过验证的认知评估工具（MMSE），所有从事老年工作的医师都应该常规使用。

作出痴呆诊断的医师应该为患者和照料者提供关于痴呆诊断、病程和预后的恰当的咨询和解释。

早期规划痴呆患者未来生活的各个方面是有益的。这些生活的方面包括财务和法律的安排，驾驶能力，生活方式变化，与家庭成员的关系和心理调适。在早期阶段，也应该计划并实施对照料者的支持。

在此阶段准备提供买得起的药物治疗也是基本的。

积极地处理躯体合并症对于痴呆患者将起到重大的积极作用。

在此阶段，家庭支持、老年日常保健、从事自主工作、与家庭的和社会的年轻人进行隔代交往将提高生活质量。

因为亚洲人总是很在意，他们经常会询问关于所有疾病的遗传性和它们对后代的医学上和社会的影响。对整个家庭来说，准确的信息和支持性的咨询是必要的。

（四）中度痴呆

在此阶段，生活质量工作尤其重要且与疾病密切相关。

必须积极处理痴呆的认知症状和非认知精神行为症状。必须尽可能早地识别躯体合并症，并尽可能有效治疗。必须注意到社区相关疾病如源自非健康环境的营养不良、感染或袭击。

必须最先处理痴呆患者的安全问题。安全的环境因素包括房间的防滑地面、充足的光线、房间的颜色、避免接触危险电路、有毒家庭清洁液的安全储放、平坦的路面、安全优质的膳食、随季节变换的合适的着装和持续的财政保障。

应该开展非健康工作者如警察、商店、银行和旅馆职员的教育，以便提供一个接纳性、包容性、支持性更强的户外环境。

某些技术，像可以指引位置的全球定位系统、警报器和其他已经发明出来的系统的应用应该被开发并且适当地应用。

教育家庭成员不要过度保护而是摸索一个平衡的自主过程将有利于生活质量。

在这一重要阶段，减少照料者压力也必须作为服务过程的一个部分。

驾驶能力评估和交通需求的支持，以及鼓励参与有意义的社交和精神活动是必要的。

痴呆患者的躯体健康可能因重大手术或麻醉而受到负性影响，这应该顾及衰老过程。另外，注意口腔护理、听力和视力损害，药物治疗宣教和依从性，以及自我初始用药（中药或自购药），老年妇女妇科问题，所有这些相关事宜都应被纳入考虑之列。

应该避免家庭环境突发的、出乎意料的变化，重新安排痴呆患者应该通过一系列熟练化程序有计划地逐步进行。

（五）重度痴呆

在这一痴呆晚期阶段，所有病症的有效处理、居住环境或家里积极的活动和步行是重要的。在照料中不使用约束这一手段。要持续警惕着预防躯体的、心理的和财政上的虐待。建立并坚持立法将给预防虐待提供坚定有力的基础。

在亚洲文化，生活质量中健康、诱人的饮食尤其重要。食物不仅能够提供营养，还是一种个人享受。

痴呆患者的隐私、尊严和自主应该一直受到尊重。

不管在政策还是实践中，在良好的处所进行优质的护理和个人照料不容忽视，就像合适的药物治疗一样，避免使用过度或使用不足。

应该以"舒适和平和"的理念和实践对待痴呆患者。

（六）生命终末期问题

在痴呆这一阶段之前，生存意愿和对于复苏的相关决定的问题应该完成。遗产分配的问题也应解决完毕。在此阶段，生命终末期的姑息（缓解）保健的原则更是所有保健的基础。"舒适和平和"的关键实践理念应该是必要和普遍深入的。

在每个国家，即使还没有把安乐死看作一个社会或法律问题，也要在它成为关注的问题之前被考虑到。

应该常规建立起对家庭成员和保健机构的成员进行及时有效的丧亲咨询的必需步骤，还有痴呆患者死前和死后的适当的文化和宗教的仪式的需要。

结论

这一共识还远未完善。它只反映了亚洲国家共识小组主要的关注问题。

这一领域的工作者可以增加其他生活质量的相关观点。这一文件用于突出生活质量问题，激发想法、辩论和讨论，提醒所有痴呆保健领域的健康工作者认真、深入地思考，总结他们的政策和实践以提供给痴呆患者及其家庭最佳的生活质量。

对亚洲痴呆患者的优质服务的共识

摘译自 Chiu E and Chiu H. Dementia care in Asia-Second Consensus Statement on Quality Services. *International Psychogeriatrics* 2006,18:176

绪论

对于痴呆患者的4个基本的直接服务领域：
——服务系统
——支持服务质量的人力资源
——服务质量训练
——消费者参与

两个额外的会严重影响直接服务领域的"间接"领域是媒体的角色和创新技术的研发与应用。

本次服务质量的共识将着手于这些方面。

保健质量的服务系统

（一）早期诊断

（1）在痴呆的进程中，最关键的要素是早期正确的诊断。尽管专业记忆门诊在三级诊治中应该成为有助益的、易实现的，它在初级保健过程是最适当的。为早期识别和正确诊断痴呆，应该在健康方针中先加强和支持初级卫生保健服务。

（2）为帮助在初级保健过程中早期识别认知改变/衰退，尽管国际承认的认知检查工具如 MMSE 和 AMT 在西方国家被广泛采纳，但多数人认为应该开发一个对亚洲人更特异的工具。因此，小组将通过吸收西方国家广泛应用的工具的特点，设计并测试一种具有良好心理测量特性的适用于亚洲人的认知检查工具。

（3）认知衰退的质量评估服务应该定位于：非胁迫、非侮辱、便于提供和易实现的。提倡对老年人在一般健康和合理规划方面进行认知评估服务。

（4）一旦作出并确定痴呆的诊断，病人和家属应该在恰当的时间获悉有关照料、心理和文化的信息并得到必要的支持。简单地说，应该在乐观的氛围下解释痴呆的病理学、征象、症状和病程。

（5）认识到在一些国家，针对痴呆当前使用的词语有污蔑性的、贬损的、贬低的含义，应该积极寻找 dementia 这个词的更正性的翻译。这次共识会议的参会者将和消费者、健康专业人员一起寻找在每个国家能够恰当反映病情的名词，赋予更积极的，至少是中性的意义。

（二）痴呆进程中的保健服务

（1）亚洲现有的和即将建立的保健服务的质量应该通过一种更高的协调程度来衡量。哪里普遍缺乏协调性，就应该采取迫切的努力来改善这种缺乏状态。

（2）亚洲所有国家应该以建立全面的老年保健系统为目标，包括对痴呆患者的保健，有机会让工作人员到居所去访视患者，能够全面地评估家庭和家庭环境以在保健计划中提供帮助。

（3）对痴呆患者现有的服务加以协调有助于质量服务传递。缺乏协调将会导致重复、服务获得困难和混乱，从而会降低所提供的服务质量。

（4）应该建立所有痴呆患者的保健计划，首先是家庭照料者和支持服务。只要可能，应该为每个痴呆患者安排保健计划协调者。保健计划协调者（在发达国家也被叫做个案管理者）应该协调痴呆患者保健的所有方面，贴近家庭成员工作以获得最佳的生活质量。通过保健计划协调者与其他重要者（朋友、邻居和亲戚）接触将进一步加强保健质量。在亚洲国家，其他重要者被视为是痴呆患者额外的有价值的资源，应该通过保健计划协调者加以使用、支持和协调。

（5）我们知道在这一地区存在痴呆保健的政策空白。初级痴呆保健的计划应该是整个卫生保健发展政策的一部分。应该先解决城市和农村资源分配不均衡问题。为解决这一问题应该进行社区发展。强烈提倡在每个国家和社区进行创新的社区发展（如菲律宾的医疗团推广项目）。

（6）哪里存在痴呆保健政策，受适当预算分配加以支持的积极的政策执行，则需要政治决心、官方机构的积极允诺和有力的地方社会支持。

（7）应该在痴呆患者、家庭、其他重要者、社区领导、非健康工作者（如警察、店主、银行职员）、法律专业、决策者、福利和 NGO 部门、慈善基金会、制药工业、媒体、宗教组织、阿尔茨海默病协会（AD 协会）、理论和专业组织，以及初级卫生保健专业人员中发展痴呆保健质量的合作伙伴关系。在痴呆保健质量中建立这种紧密的合作将在每个国家的痴呆保健整体产生一个很大的差异。

（8）亚洲有一个痴呆保健特殊的情况需要提及。越来越多的"外来佣人"（包括来自其他国家的家庭内工作者，以及从农村移民到城市的家庭内工作者）成为受雇家庭内照料者和居所照料人员，产生了新的需求，寻找创新方法为他们提供交流和痴呆保健质量的训练。

（三）服务提供的最低标准

（1）促进生活质量的服务提供最低标准应该包含一个全面的和建立良好的政策方针，同等的社会和卫生保健服务，关于精神、躯体和社会领域的全盘步骤，照料计划协调系统，为痴呆患者这一特殊群体量身定做的家庭的和非家庭的设备。

（2）为提高服务提供的标准，这个最低标准应该贯彻质量改善的目标，并期望推动发展最低范围之外的额外服务。

（3）下表罗列了为改善痴呆患者及其家庭的生活质量的最低服务提供标准。

表1 改善痴呆患者及其家庭生活质量的最低服务提供标准

服务	保健部门	水平	活动内容
健康	社区	初级	早期发现和筛查,健康教育和健康促进
	医院	二级	诊断和治疗,患者及家属的教育
		三级	记忆门诊,诊断、治疗和康复,照料者项目培训初级卫生保健人员以及二级卫生提供者和NGO成员,参与公众知晓项目
社会服务	社区	不适用	对老年人的财政资助,为无家庭或家庭支持缺乏的老年人提供住处,设备的供应
NGOs	社区	不适用	日间活动的提供,照料者教育,照料者咨询公众知晓项目

支持保健质量的人力资源

(1)因为家庭保健被公认并确定是任何保健质量系统的中心,家庭照料者是影响生活质量的保健质量的最重要的人力资源。

(2)在亚洲,其他重要者(邻居、朋友、其他亲戚)是另一个可以支持保健质量的群体。

(3)家庭结构中越来越多的国外的或农村的家庭内工作者替代家庭成员,这是一种应该加以注意并将其看作新兴人力资源的社会现象。

(4)亚洲地区初级卫生保健专业人员尚短缺,只要有,就应该有效地、高效率地利用。应该尝试创新途径以建立最佳方法学,如果成功,就应该广泛促进和推广。

(5)痴呆诊断和处理的专家更短缺。应该有效利用他们的二级或三级角色以及他们对政策建议、培训和倡导作用。

（6）决策者（政治家和官方机构）是必需的人力资源。他们应该被纳入作为保健质量服务计划、整体发展、执行和教育的合作伙伴。痴呆患者及其家庭，连同健康专业人员一起必须和决策者建立积极的合作关系。

（7）另一个要优先进行的，是媒体人员的使用和教育。他们将成为公众教育、消除耻感、抗争老年歧视和影响生活质量相关政策的强大的人力资源。

（8）因为一般公众不懂痴呆和痴呆患者，经常感到害怕，应该在他们社区日常生活中开展公众教育活动以影响和调动他们对痴呆的积极支持。

提高保健质量的训练

（1）应该通过当地阿尔茨海默病协会支持非正式家庭照料者的培训。他们在这一领域的努力应该得到在这一领域工作的所有健康专业人员的慷慨的志愿参与。阿尔茨海默病协会和卫生工作人员合作关系中的互惠互利应该加以促进和增强。有可能的话，痴呆患者及其家庭应该被邀请来参与教育项目。

（2）对于国外的/农村的家庭替代照料者（可以归入正式的/雇佣的照料者群体），培训应该纳入其岗前培训。他们社区中的中介机构应该寻求当地阿尔茨海默病协会和痴呆工作者的援助，以建立和执行痴呆保健质量的基础培训计划。如果没有做到这些，主办单位应该开展这种培训。可以建立奖励/认证系统，采用培训证明或雇用介绍信的形式，以认证他们作为家庭内工作者在有质量的痴呆保健方面的额外技能。

（3）应该鼓励有质量的痴呆保健的志愿者。在亚洲，可以招募庞大的现成的退休人员，他们退休较早，为他们提供适当的有质量的痴呆保健方面的培训。恰当的权威人士可建立正式的志愿者培训项目。

（4）所有卫生保健的大学生课程教育应该包括痴呆保健。应该积极从事、支持和执行将这一内容纳入所有三级卫生保健教育机构的倡议。

（5）在医疗和相关的健康专业的研究生培训中，培训课程应该有高级的痴呆保健培训，这类课程/项目包括老年人的保健，以作为培训内容的一部分。

（6）建立观念、指导并形成最佳痴呆保健典型、灌输"无条件积极看待"痴呆患者的哲学理念，都应该强调所有的教育和培训项目。

消费者参与

（1）由于认识到痴呆患者是有质量的保健的中心，家庭是核心人力，这两组人群，作为消费者，应该在消费者参与中处于核心位置。

（2）为促进家庭照料者参与保健，保持他们的照料角色，应该通过各种现成的手段支持他们，包括：家庭冲突的解决，通过家庭动力学分析和积极利用来增强正性关系。一旦出现有关为痴呆患者提供有质量的保健的家庭冲突，工作者将帮助咨询和协商以达到最佳结局。应该有效利用过渡性保健，尤其是入户安排。所有的痴呆患者及其家庭应该参与保健计划的决定和执行。这些策略可以招揽和促进消费者参与。

（3）应该积极邀请消费者参与政策发展、教育项目和公众教育活动。

痴呆保健质量指南

共识小组公认最佳实践指南应该具有国家特异性、文化特异性和卫生保健系统特异性特点。"一种标准适合所有人"的方针已经是不合适的。

预期目前正在制定最佳实践指南的国家将在下次2006年的共识会议之前完成。

其他问题

(一) 媒体

在痴呆保健的发展和维护中,需要与各种水平和类型的媒体建立一种积极的、相互尊重的合作伙伴关系,尤其是通过准确和及时的信息传播。

(二) 训练

新型的、创新的和创造性的技术将有利于有质量的保健。这些技术的应用,如全球定位系统电子定位、活动辅助技术、电子通讯(尤其是对年轻的照料者),都是值得鼓励并开展的。

(三) 治疗权

现有的有益药物治疗的高花费可和痴呆患者享有这样的治疗权取得平衡。经济学和治疗权之间的平衡不应该对痴呆患者造成不利。各种使这类治疗更让人负担得起的创新方法应该加以利用。

(四) 临终保健

痴呆有质量的保健必须包括痴呆患者生命终末期的最优质的保健。舒适、情感支持和良好的关系是服务的必需要素。每个人的精神生活应该被关心和关注。对那些留下的人的丧亲咨询应该在痴呆患者死亡之前开始,并在丧亲之后继续。

参考文献

1. Almkvist O, Darreh-Shori T, Stefanova E, Spiegel R, Nordberg A. Preserved cognitive function after 12 months of treatment with rivastigmine in mild Alzheimer's disease in comparison with untreated AD and MCI patients. Eur J Neurol 2004, 11 (4): 253-61
2. Chan WC, Lam LCW, Choy CNP, Leung VPY, Li SW, Chiu HFK. A double-blind randomised comparison of risperidone and haloperidol in the treatment of behavioural and psychological symptoms in Chinese dementia patients. International Journal of Geriatric Psychiatry 2001, 16 (12): 1156-62
3. Chiu E & Chiu HFK. Dementia Care in Asia. International Psychogeriatrics, 2005, 17: 1-2
4. Chiu E & Chiu HFK. Dementia care in Asia-Second Consensus Statement on Quality Services. International Psychogeriatrics 2006, 18: 176
5. Copeland JR, Davidson IA, Dewey ME, et al. Alzheimer's disease, other dementias, depression and pseudodmentia: prevalence, incidence and three-year outcome in Liverpool. The British Journal of Psychiatry 1992, 161: 230-39
6. Cummings JL, Koumaras B, Chen M, Mirski D. Rivastigmine Nursing Home Study Team. Effects of rivastigmine treatment on the neuropsychiatric and behavioral disturbances of nursing home residents with moderate to severe probable Alzheimer's disease: a 26-week, multicenter, open-label study. Am J Geriatr Pharmacother 2005, 3 (3): 137-48

7. Cummings JL, McRae T, Zhang R. Donepezil-Sertraline Study Group. Effects of donepezil on neuropsychiatric symptoms in patients with dementia and severe behavioral disorders. Am J Geriatr Psychiatry 2006, 14 (7): 605-12
8. Cummings JL, Mega M, Gray K, et al. The Neuropsychiatric Inventory: comprehensive assessment of psychopathology in dementia. Neurology 1994, 44: 2308-14
9. Devanand DP, Marder K, Michaels KS, Sackeim HA, Bell K, Sullivan MA, et al. A randomized, placebo-controlled dose-comparison trial of haloperidol for psychosis and disruptive behaviors in Alzheimer's disease. Am J Psychiatry 1998, 155 (11): 1512-20
10. Doraiswamy PM, Krishnan KR, Anand R, Sohn H, Danyluk J, Hartman RD, Veach J. Long-term effects of rivastigmine in moderately severe Alzheimer's disease: does early initiation of therapy offer sustained benefits? Prog Neuropsychopharmacol Biol Psychiatry 2002, 26 (4): 705-12
11. Doraiswamy PM. Non-cholinergic strategies for treating and preventing Alzheimer's disease. CNS Drugs 2002, 16 (12): 811-24
12. Farlow M, Anand R, Messina J Jr, Hartman R, Veach J. A 52-week study of the efficacy of rivastigmine in patients with mild to moderately severe Alzheimer's disease. Eur Neurol 2000, 44 (4): 236-41
13. Farlow MR, Lilly ML; ENA713 B352 Study Group. Rivastigmine: an open-label, observational study of safety and effectiveness in treating patients with Alzheimer's disease for up to 5 years. BMC Geriatr 2005, 19, 5: 3

14. Feldman H, Gauthier S, Hecker J, Vellas B, Hux M, Xu Y, Schwam EM, Shah S, Mastey V. Donepezil MSAD Study Investigators Group. Economic evaluation of donepezil in moderate to severe Alzheimer disease. Neurology 2004, 63 (4): 644-50
15. Ferri CP, Prince M, Brayne C, et al. Global prevalence of dementia: a Delphi consensus study. Lancet 2005, 366: 2112-17
16. Finkel SI, Costa e Silva J, Cohen G, Miller S, Sartorius N. Behavioral and psychological signs and symptoms of dementia: a consensus statement on current knowledge and implications for research and treatment. Int Psychogeriatr 1996, 8 (Suppl. 3): 497-500
17. Gauthier S, Emre M, Farlow MR, Bullock R, Grossberg GT; Potkin SG. Strategies for continued successful treatment of Alzheimer's disease: switching cholinesterase inhibitors. Current Medical Research and Opinion 2003, 19 (8): 707-14
18. Holmes C, Wilkinson D, Dean C, Vethanayagam S, Olivieri S, Langley A, Pandita-Gunawardena ND, Hogg F, Clare C, Damms J. The efficacy of donepezil in the treatment of neuropsychiatric symptoms in Alzheimer disease. Neurology 2004, 63 (2): 214-9
19. Krishnan KR, Charles HC, Doraiswamy PM, Mintzer J, Weisler R, Yu X; Perdomo C, Ieni JR, Rogers S. Randomized, placebo-controlled trial of the effects of donepezil on neuronal markers and hippocampal volumes in Alzheimer's disease. The American Journal of Psychiatry 2003, 160 (11): 2003-11

20. Li G, Shen YC, Chen CH, et al. A three-year follow-up study of agerelated dementia in an urban area of Beijing. Acta Psychiatr Scand 1991, 83: 99-104
21. Lobo L, Launer LJ, Fratiglioni L, et al. Prevalence of dementia and major subtypes in Europe: a collaborative study of population based cohorts. Neurology 2000, 54 (Suppl. 5): S4-S9
22. Lyketsos CG, Colenda CC, Beck C, Blank K, Doraiswamy MP, Kalunian DA, Yaffe K. Position Statement of the American Association for Geriatric Psychiatry Regarding Principles of Care for Patients With Dementia Resulting From Alzheimer Disease. Am J Geriatr Psychiatry 2006, 14: 561-73
23. McKhann G, Drachman D, Folstein M, et al. Clinical diagnosis of Alzheimer's disease: report of the NINCDS-ADRDA Work Group under the auspices of Department of Health and Human Services Task Force on Alzheimer's Disease. Neurology 1984, 34: 939-44
24. Mohs RC, Cohen L. Alzheimer's Disease Assessment Scale (ADAS). Psychopharmacol Bull 1988, 24: 627-628
25. Mohs RC, Eosen WG, Davis KL. The Alzheimer's Disease Assessment Scale: an instrument for assessing treatment efficacy. Psychopharmacol Bull 1983, 19: 448-50
26. Petersen RC, Smith GE, Waring SC, Ivnik RJ, Tangalos EG, Kokmen E. Mild cognitive impairment: clinical characterization and outcome. Arch Neurol 1999, 56: 303-8
27. Raskind MA, Peskind ER, Wessel T, Yuan W. Galantamine in AD: A 6-month randomized, placebo-controlled trial with a 6-month extension. The Galantamine USA-1 Study Group.

Neurology 2000, 54 (12): 2261-8
28. Reisberg B, Doody R, Stöffler A, Schmitt F, Ferris S, Möbius HJ. Memantine in moderate-to-severe Alzheimer's disease. New England Journal of Medicine 2003, 348: 1333-41
29. Reisberg B, Ferris SH, de Leon MJ, et al. The Global Deterioration Scale for assessment of primary degenerative dementia. Am J Psychiatry 1982, 139: 1136-39
30. Ritchie CW, Ames D, Clayton T, Lai R. Meta analysis of randomized trials of the efficacy and safety of donepezil, galantamine, and rivastigmine for the treatment of Alzheimer disease. Am J Geriatr Psychiatry 2004, 12 (4): 358-69
31. Rogers SL, Farlow MR, Doody RS, Mohs R, Friedhoff LT. A 24-week, double-blind, placebo-controlled trial of donepezil in patients with Alzheimer's disease. Donepezil Study Group. Neurology 1998, 50 (1): 136-45
32. Rogers SL. Perspectives in the management of Alzheimer's disease: clinical profile of donepezil. Dementia and Geriatric Cognitive Disorders 1998, 9 (Suppl. 3): 29-42
33. Roman GC, Tatemichi TK, Erkinjuntti T, et al. Vascular dementia: diagnostic criteria for research studies: report of the NINDS-AIREN International Workshop. Neurology 1993, 43: 250-60
34. Rosen WG, Mohs RC, Davis KL. A new rating scale for Alzheimer's disease. Am J Psychiatry 1984, 141: 1356-64
35. Salloway S. Buying time: management of mild cognitive impairment and early dementia. Int Psychogeriatr 2006, 18 (Suppl. 1): S17-23

36. Suh GH, Kim JK, Cho MJ. Community study of dementia in the older Korean rural population. Aust N Z J Psychiatry 2003, 37 (5): 606-12
37. Tariot PN, Solomon PR, Morris JC, Kershaw P, Lilienfeld S, Ding C. A 5-month, randomized, placebo-controlled trial of galantamine in AD. The Galantamine USA-10 Study Group. Neurology 2000, 54 (12): 2269-76
38. Wang H, Yu X, Chen Y, et al. The cognitive subscale of Alzheimer's Disease Assessment Scale, Chinese version in staging of Alzheimer's disease. Alzheimer Disease and Associated Disorders 2004, 18 (4): 231-35
39. Wilcock GK, Lilienfeld S, Gaens E. Efficacy and safety of galantamine in patients with mild to moderate Alzheimer's disease: multicentre randomised controlled trial. Galantamine International-1 Study Group. BMJ 2000, 321 (7274): 1445-9
40. Winblad B, Kilander L, Eriksson S, Minthon L, Batsman S, Wetterholm AL, Jansson-Blixt C, Haglund A. Severe Alzheimer's Disease Study Group. Donepezil in patients with severe Alzheimer's disease: double-blind, parallel-group, placebo-controlled study. Lancet. 2006, 367 (9516): 1057-65. Erratum in: Lancet. 2006, 367 (9527): 1980
41. Winblad B, Wimo A, Engedal K, Soininen H, Verhey F, Waldemar G, Wetterholm AL, Haglund A, Zhang R, Schindler R. 3-year study of donepezil therapy in Alzheimer's disease: effects of early and continuous therapy. Dement Geriatr Cogn Disord 2006, 21 (5-6): 353-63
42. World Health Organization. International Classification of

Diseases, 10th Revision (ICD-10). Geneva: World Health Organization, 1999

43. Yamada T, Hattori H, Miura A, Tanabe M, Yamori Y. Prevalence of Alzheimer's disease, vascular dementia and dementia with Lewy bodies in a Japanese population. Psychiatry Clin Neurosci 2001, 55 (1): 21-5
44. Zhang MY, Katzman R, Salmon D, et al. The prevalence of dementia and Alzheimer's disease in Shanghai, China: Impact of age, gender, and education. Annals of Neurology 1990, 27 (4): 428
45. Zhang ZX, Zahner GEP, Roman GC, et al. Dementia subtypes in China: prevalence in Beijing, Chengdu, Shanghai, and Xian. Arch Neurol 2005, 62: 447-53
46. 解恒革，王鲁宁，于欣等. 老年痴呆患者精神行为症状因子分析. 中华精神科杂志，2005，38（4）：206-209
47. 彭丹涛，许贤豪，侯青云等. 安理申治疗轻中度阿尔茨海默病有效性及安全性的临床研究. 中华神经科杂志，2002，35：19-21
48. 孙新宇，高之旭，于欣等. 氟哌啶醇与利培酮治疗痴呆患者精神行为症状的随机双盲对照研究. 中华精神科杂志，2004，37（3）：156-159
49. 王华丽，舒良，司天梅等. 阿尔茨海默病评定量表中文译本的临床信效度初步研究. 中国临床心理学杂志，2000，8（2）：89-93
50. 王华丽，于欣. 中国阿尔茨海默病流行病学现状（综述）. 中华全科医师杂志，2006，5（6）：358-360
51. 王荫华，陈清棠，张振馨，舒良，姚景莉，余慧贞等. 卡巴拉汀治疗阿尔茨海默病患者的临床研究. 中华神经科杂志，2001，34（4）：210-213

52. 肖世富,徐巍,姚培芬,张明园.世界卫生组织老年认知功能评价成套神经心理测验的临床初步应用.中华精神科杂志,1999,32(4):230-233